M. K. VIJAYALAKSHMI
S. SHOWBHARNIKHAA
R. SRINIVASAN

# TECNOLOGIAS EMERGENTES NA DESCOBERTA DE MEDICAMENTOS: DA IA À CRISPR

M. K. VIJAYALAKSHMI
S. SHOWBHARNIKHAA
R. SRINIVASAN

# TECNOLOGIAS EMERGENTES NA DESCOBERTA DE MEDICAMENTOS: DA IA À CRISPR

## Revolucionando o desenvolvimento farmacêutico e a medicina de precisão

**ScienciaScripts**

**Imprint**
Any brand names and product names mentioned in this book are subject to trademark, brand or patent protection and are trademarks or registered trademarks of their respective holders. The use of brand names, product names, common names, trade names, product descriptions etc. even without a particular marking in this work is in no way to be construed to mean that such names may be regarded as unrestricted in respect of trademark and brand protection legislation and could thus be used by anyone.

Cover image: www.ingimage.com

This book is a translation from the original published under ISBN 978-620-8-22434-9.

Publisher:
Sciencia Scripts
is a trademark of
Dodo Books Indian Ocean Ltd. and OmniScriptum S.R.L publishing group

120 High Road, East Finchley, London, N2 9ED, United Kingdom
Str. Armeneasca 28/1, office 1, Chisinau MD-2012, Republic of Moldova, Europe
Printed at: see last page
**ISBN: 978-620-8-33946-3**

# TECNOLOGIAS EMERGENTES NA DESCOBERTA DE MEDICAMENTOS: DA IA À CRISPR

M.K. Vijayalakshmi,
Professor Associado,
Faculdade de Farmácia,
Instituto Bharath de Ensino Superior e Investigação,
Selaiyur Tambaram,
Chennai, 600073,
Tamil Nadu, Índia

S. Showbharnikhaa,
B.Pharm,
Faculdade de Farmácia,
Instituto Bharath de Ensino Superior e Investigação,
Selaiyur Tambaram,
Chennai, 600073,
Tamil Nadu, Índia.

Dr. R. Srinivasan
Reitor e Professor,
Faculdade de Farmácia,
Instituto Bharath de Ensino Superior e Investigação,
Selaiyur Tambaram,
Chennai, 600073,
Tamil Nadu, Índia

# ÍNDICE DE CONTEÚDOS

CAPÍTULO 1: INTRODUÇÃO À DESCOBERTA E DESENVOLVIMENTO DE MEDICAMENTOS ........ 3

CAPÍTULO 2: INTELIGÊNCIA ARTIFICIAL (AI) E APRENDIZAGEM AUTOMÁTICA (ML) NA DESCOBERTA DE MEDICAMENTOS ........ 14

CAPÍTULO 3: TECNOLOGIA CRISPR NO DESENVOLVIMENTO DE MEDICAMENTOS ........ 25

CAPÍTULO 4: QUÍMICA COMPUTACIONAL E MODELAÇÃO MOLECULAR ........ 34

CAPÍTULO 5: RASTREIO DE ELEVADO RENDIMENTO (HTS) E AUTOMATIZAÇÃO ........ 42

CAPÍTULO 6: TECNOLOGIAS ÓMICAS NA DESCOBERTA DE MEDICAMENTOS ........ 47

CAPÍTULO 7: NANOTECNOLOGIA NA ADMINISTRAÇÃO DE MEDICAMENTOS ........ 52

# CAPÍTULO 1: INTRODUÇÃO À DESCOBERTA E DESENVOLVIMENTO DE MEDICAMENTOS

## 1.1 PANORAMA DA DESCOBERTA DE MEDICAMENTOS:

A descoberta de medicamentos é o processo de identificação de novos candidatos a medicamentos que podem tratar ou prevenir doenças. Implica compreender os mecanismos biológicos subjacentes a uma doença e encontrar compostos moleculares que possam modular esses mecanismos. O objetivo final é desenvolver medicamentos seguros e eficazes para os doentes.

Historicamente, a descoberta de medicamentos baseava-se na tentativa e erro, utilizando frequentemente produtos naturais, como plantas e microrganismos. Os avanços da química e da biologia no século XX conduziram a abordagens mais sistemáticas, permitindo a descoberta de medicamentos que salvam vidas, como a penicilina e a insulina.

A moderna descoberta de medicamentos tornou-se altamente orientada para a tecnologia. Normalmente, começa com a **identificação do alvo**, em que os investigadores identificam proteínas, genes ou vias envolvidas numa doença. Uma vez validado o alvo, recorre-se frequentemente ao **rastreio de alto rendimento** para encontrar "hits" químicos que possam interagir com o alvo. Estes resultados são então refinados em **compostos principais**, que são submetidos a testes adicionais para otimizar a sua segurança e eficácia.

O processo é complexo, moroso e dispendioso, com muitos compostos a não progredirem para além das fases iniciais devido à falta de eficácia ou a efeitos secundários inaceitáveis. No entanto, tecnologias emergentes como a **Inteligência Artificial (IA)**, **CRISPR** e **ómicas** estão a revolucionar o campo, oferecendo esperança para um desenvolvimento de medicamentos mais rápido e preciso.

## 1.2 FASES DA DESCOBERTA DE MEDICAMENTOS:

A descoberta de medicamentos segue várias fases fundamentais, começando com a **identificação do alvo**, em que os investigadores selecionam uma molécula biológica (por exemplo, proteína, gene) ligada a uma doença. Segue-se **a identificação do hit**, em que os potenciais compostos (ou "hits") que interagem com o alvo são descobertos utilizando métodos como o rastreio de elevado rendimento (HTS) ou abordagens computacionais.

Em seguida, na fase de **otimização de** chumbo, os compostos de sucesso são refinados para melhorar a sua potência, seletividade e propriedades farmacocinéticas (absorção, distribuição, metabolismo, excreção). Isto é fundamental para garantir que o composto é eficaz e seguro para o desenvolvimento posterior.

Quando um composto principal é optimizado, é submetido a **testes pré-clínicos**, incluindo estudos in vitro (em laboratório) e in vivo (em animais) para avaliar a sua eficácia e toxicidade. Se for bem sucedido, o composto passa para a fase de **desenvolvimento clínico**, onde é testado em ensaios clínicos em humanos.

Cada fase da descoberta de medicamentos é vital, mas o processo é moroso e altamente seletivo, sendo que muitos compostos não conseguem avançar para o desenvolvimento clínico.

## 1.3 O PROCESSO DE DESENVOLVIMENTO DE MEDICAMENTOS:

O processo de desenvolvimento de medicamentos é uma sequência de etapas altamente estruturada e regulamentada que transforma um composto promissor num medicamento comercializável. Este processo garante que os medicamentos são seguros, eficazes e de elevada qualidade antes de serem disponibilizados ao público. O desenvolvimento de medicamentos segue normalmente as fases iniciais da descoberta de medicamentos, incluindo a identificação de alvos, a identificação de resultados e a otimização de pistas. Envolve estudos pré-clínicos e clínicos, aprovações regulamentares e vigilância pós-comercialização.

### 1.3.1 Ensaios pré-clínicos:

Antes de um medicamento poder ser testado em seres humanos, tem de ser submetido a **testes pré-clínicos** exaustivos. Esta fase envolve estudos **in vitro** (em laboratório) e **in vivo** (em animais). Os investigadores estudam o mecanismo de ação do medicamento, a sua eficácia, a farmacocinética (a forma como o medicamento se move através do corpo) e a toxicologia. Os ensaios pré-clínicos têm como objetivo identificar potenciais problemas de segurança e determinar uma dose inicial segura para ensaios em seres humanos. Os resultados pré-clínicos são cruciais para a construção de um caso para as agências reguladoras aprovarem o medicamento para ensaios clínicos.

### 1.3.2 Ensaios clínicos:

Quando os ensaios pré-clínicos revelam resultados promissores, o medicamento entra na fase de ensaio clínico, que se divide em quatro fases distintas, cada uma concebida para responder a diferentes questões sobre a segurança, a eficácia e o desempenho global do medicamento em seres humanos.

**Fase I: Segurança e dosagem:**

**Os ensaios de fase I** são a primeira vez que um medicamento é testado em seres humanos, envolvendo normalmente um pequeno grupo de voluntários saudáveis (20-100 indivíduos). O principal objetivo é avaliar a segurança do medicamento, determinar os intervalos de dosagem adequados e avaliar quaisquer efeitos secundários imediatos. Os investigadores monitorizam a forma como o medicamento é absorvido, distribuído, metabolizado e excretado pelo organismo. Estes ensaios são essenciais para identificar quaisquer reacções adversas e aperfeiçoar a dosagem para testes posteriores. Cerca de 70% dos medicamentos passam para a fase seguinte após a Fase I.

**Fase II: Eficácia e efeitos secundários:**

Se um medicamento for considerado seguro na Fase I, avança para a **Fase II**, que envolve um grupo maior de doentes (100-300) que têm a doença ou condição que o medicamento foi concebido para tratar. O objetivo é avaliar a eficácia do medicamento - se funciona como pretendido - e avaliar melhor a sua segurança e efeitos secundários. Os estudos de fase II utilizam frequentemente grupos de controlo (doentes que recebem um placebo ou um tratamento padrão) para comparar os resultados. Cerca de 33% dos medicamentos passam à Fase III depois de demonstrarem eficácia e segurança nesta fase.

**Fase III: Eficácia e monitorização em grande escala:**

**Os ensaios de fase III** envolvem uma população de doentes muito maior (1.000-3.000) e são concebidos para confirmar a eficácia do medicamento, monitorizar os efeitos secundários e recolher dados sobre a comparação do medicamento com os tratamentos padrão actuais. Estes ensaios são normalmente aleatórios, em dupla ocultação e controlados por placebo para eliminar preconceitos. Os dados recolhidos na Fase III são essenciais para apresentar um **Pedido de Novo Medicamento (NDA)** ou um **Pedido de Licença Biológica (BLA)** a agências reguladoras como a FDA ou a EMA. Cerca de 25-30% dos medicamentos concluem com êxito os ensaios de Fase III e avançam para a aprovação regulamentar.

**Revisão e aprovação regulamentar:**

Uma vez concluídos os ensaios clínicos, o criador do medicamento apresenta um **NDA** (para pequenas moléculas) ou um **BLA** (para produtos biológicos) às autoridades reguladoras, como a Food and Drug Administration (FDA) dos EUA ou a European Medicines Agency (EMA). A apresentação inclui todos os dados de estudos pré-clínicos e clínicos, informações sobre o fabrico e a rotulagem proposta. A agência reguladora analisa o pedido para garantir que o medicamento é seguro, eficaz e fabricado de acordo com padrões elevados. Este processo pode levar de vários meses a alguns anos, dependendo da complexidade do medicamento e da exaustividade da apresentação. Os organismos reguladores podem solicitar estudos ou esclarecimentos adicionais antes de concederem a aprovação.

**Fase IV: Vigilância pós-comercialização:**

Mesmo depois de um medicamento ser aprovado e entrar no mercado, a sua segurança continua a ser monitorizada na **Fase IV** ou **vigilância pós-comercialização**. Esta fase envolve a recolha de dados sobre os efeitos a longo prazo do medicamento, efeitos secundários raros e segurança em diversas populações de doentes. Os ensaios de Fase IV podem ser exigidos pelas autoridades reguladoras como parte de uma estratégia de gestão de risco, ou podem ser conduzidos por empresas farmacêuticas para explorar utilizações ou benefícios adicionais do medicamento. Em alguns casos, podem surgir efeitos secundários não detectados anteriormente, levando a avisos, restrições ou mesmo à retirada do medicamento do mercado.

### 1.3.3 Desafios e custos do desenvolvimento de medicamentos:

O desenvolvimento de medicamentos é um processo moroso, dispendioso e de alto risco. Em média, são necessários 10 a 15 anos para colocar um novo medicamento no mercado, e o custo pode ultrapassar os 2 mil milhões de dólares. O processo é também altamente seletivo, sendo que apenas uma pequena percentagem dos medicamentos candidatos obtém aprovação. A maioria dos medicamentos falha durante os ensaios clínicos devido a questões de segurança, falta de eficácia ou problemas de fabrico. No entanto, apesar destes desafios, o desenvolvimento de medicamentos é essencial para o avanço da ciência médica e para a melhoria da saúde pública.

### 1.4 Métodos tradicionais de descoberta de medicamentos:

Os métodos tradicionais de descoberta de medicamentos têm desempenhado um papel fundamental no desenvolvimento de muitos medicamentos que salvam vidas. Estes métodos baseiam-se principalmente em abordagens empíricas, como a utilização de produtos naturais e descobertas fortuitas, que influenciaram significativamente a farmacologia moderna.

#### 1.4.1 Descoberta baseada em produtos naturais:

Historicamente, **os produtos naturais** têm sido uma das principais fontes de medicamentos. As civilizações antigas utilizavam plantas medicinais, ervas e minerais, muito antes do desenvolvimento dos métodos científicos. Muitos medicamentos modernos são derivados destes remédios tradicionais. Por exemplo, **a aspirina** foi desenvolvida a partir do ácido salicílico, originalmente encontrado na casca do salgueiro, enquanto **a penicilina**, descoberta a partir de um bolor, revolucionou o tratamento de infecções bacterianas. Estes exemplos mostram como os compostos da natureza conduziram a medicamentos revolucionários. Os investigadores extraíam frequentemente compostos de plantas, fungos ou organismos marinhos e testavam a sua atividade biológica. Este método forneceu um conjunto diversificado de estruturas químicas que não eram facilmente sintetizadas em laboratório.

Embora o rastreio de produtos naturais possa produzir candidatos a medicamentos potentes, é um processo moroso e trabalhoso. O isolamento, a identificação e a otimização de compostos activos demoram muitas vezes anos, mas a diversidade das estruturas químicas naturais torna-o uma abordagem poderosa.

#### 1.4.2 Serendipidade na descoberta de medicamentos:

Muitos dos primeiros medicamentos foram descobertos acidentalmente. **A descoberta acidental** ocorre quando um composto desenvolvido para um determinado fim tem um efeito terapêutico inesperado. Um dos exemplos mais famosos é a **penicilina**, descoberta por Alexander Fleming quando reparou que um bolor, o *Penicillium*, matava bactérias numa placa de Petri. Outro exemplo é o **Viagra**, inicialmente desenvolvido para tratar problemas cardíacos, mas que mais tarde se descobriu ser eficaz no tratamento da disfunção erétil. Estas descobertas inesperadas conduziram a grandes avanços na medicina, mas dependem mais de uma observação atenta e da sorte do que de métodos sistemáticos.

#### 1.4.3 Modificação química de compostos conhecidos:

Em alguns casos, os cientistas utilizaram **a modificação química** de compostos existentes para melhorar as suas propriedades terapêuticas ou reduzir os efeitos secundários. Por exemplo, os químicos modificaram produtos naturais como a morfina para criar opióides sintéticos como a oxicodona, que oferecem propriedades semelhantes de alívio da dor com efeitos farmacológicos diferentes.

#### 1.4.4 Rastreio aleatório:

Antes dos avanços tecnológicos modernos, **o rastreio aleatório** de compostos químicos era um método comum. Nesta abordagem, grandes bibliotecas de compostos químicos eram testadas em ensaios biológicos, muitas vezes sem qualquer conhecimento dos seus mecanismos de ação. Embora trabalhoso e ineficiente, este método conduzia ocasionalmente à descoberta de compostos potentes.

### 1.4.5 Desafios dos métodos tradicionais:

As abordagens tradicionais de descoberta de medicamentos, embora valiosas, têm limitações significativas. São normalmente lentas, consomem muitos recursos e dependem frequentemente de tentativas e erros. Além disso, são menos direcionadas, o que pode resultar na identificação de compostos que são difíceis de desenvolver devido a propriedades farmacológicas fracas ou efeitos secundários tóxicos.

## 1.5 ABORDAGENS MODERNAS À DESCOBERTA DE MEDICAMENTOS:

Com os avanços tecnológicos e a nossa compreensão mais profunda da biologia e da química, a descoberta de medicamentos evoluiu dos métodos tradicionais para abordagens mais racionais, direcionadas e de elevado rendimento. Os métodos modernos têm como objetivo melhorar a eficiência, a precisão e a taxa de sucesso do desenvolvimento de novas terapêuticas, tirando partido de ferramentas como a modelação computacional, o rastreio de elevado rendimento e a engenharia genética.

### 1.5.1 Conceção racional de medicamentos:

**A conceção racional de medicamentos** envolve a utilização da estrutura molecular de alvos biológicos, como proteínas ou enzimas, para conceber compostos que possam interagir com eles. Esta abordagem contrasta com o rastreio aleatório dos métodos tradicionais, concentrando-se diretamente em moléculas que se sabe estarem envolvidas num processo de doença. A conceção racional de medicamentos utiliza abordagens **baseadas na estrutura** e **nos ligandos**:

- **A conceção de medicamentos baseada na estrutura (SBDD)** baseia-se na estrutura tridimensional de um alvo, normalmente determinada através de técnicas como a cristalografia de raios X ou a ressonância magnética nuclear (RMN). Os investigadores concebem moléculas que podem ligar-se aos locais activos destes alvos, inibindo ou activando a sua função.

- **A conceção de medicamentos baseada em ligandos (LBDD)** é utilizada quando a estrutura do alvo biológico é desconhecida, mas estão disponíveis as estruturas de ligandos conhecidos (compostos que se ligam ao alvo). Ao analisar as interações entre os ligandos e os seus alvos, os investigadores podem conceber novas moléculas com propriedades melhoradas.

Um exemplo de conceção racional de medicamentos é o desenvolvimento de **inibidores da protease do VIH**, que foram concebidos com base na estrutura da enzima protease do VIH, conduzindo a tratamentos altamente eficazes para a infeção pelo VIH.

### 1.5.2 Triagem de alto rendimento (HTS):

Um dos avanços mais significativos na moderna descoberta de medicamentos é o **rastreio de elevado rendimento (HTS)**. O HTS permite aos investigadores testar rapidamente milhares a milhões de compostos contra um alvo biológico utilizando sistemas automatizados. Este método é mais rápido e mais eficiente do que o rastreio aleatório tradicional, ajudando a identificar potenciais "sucessos" muito mais cedo no processo de descoberta de medicamentos. A HTS utiliza a robótica, a análise automatizada de dados e ensaios miniaturizados para analisar vastas bibliotecas de compostos, fornecendo uma grande quantidade de dados num curto espaço de tempo.

A HTS é frequentemente combinada com a **química combinatória**, que gera grandes bibliotecas de compostos estruturalmente diversos para ensaio. Esta combinação permite a rápida identificação de candidatos a medicamentos promissores.

### 1.5.3 Descoberta de medicamentos com base em fragmentos (FBDD):

**A descoberta de fármacos com base em fragmentos (FBDD)** é um método mais recente que envolve o rastreio de pequenos fragmentos químicos, que são mais simples do que as moléculas de fármacos completas, quanto à sua capacidade de se ligarem a alvos biológicos. Estes fragmentos têm normalmente um peso molecular mais baixo e são menos complexos. Uma vez identificados os fragmentos promissores, estes são modificados ou "cultivados" em candidatos a fármacos maiores e mais potentes, através da adição de grupos funcionais para melhorar as suas interações com o alvo. O FBDD tem sido particularmente útil na descoberta de medicamentos para alvos difíceis, como as cinases relacionadas com o cancro.

### 1.5.4 Abordagens computacionais e inteligência artificial (IA):

A integração da **química computacional** e da **inteligência artificial (IA)** na descoberta de medicamentos acelerou significativamente o processo. Os algoritmos de IA e de aprendizagem automática analisam vastos conjuntos de dados, prevêem a atividade de novos compostos e sugerem modificações para melhorar as propriedades dos medicamentos. As simulações de **acoplamento molecular**, por exemplo, podem prever o grau de ligação de um composto a um alvo, permitindo aos investigadores analisar virtualmente um grande número de moléculas antes de as sintetizar no laboratório.

### 1.5.5 CRISPR e genómica na descoberta de medicamentos:

O advento da tecnologia de edição de genes **CRISPR-Cas9** e da genómica revolucionou a descoberta de medicamentos ao permitir a manipulação precisa de genes em organismos vivos. Este facto facilitou a identificação de novos alvos de medicamentos e o desenvolvimento de terapias genéticas. **A CRISPR** permite aos investigadores editar genes ligados a doenças, oferecendo novas abordagens terapêuticas e acelerando a validação de alvos.

## 1.6 ESTUDOS DE CASOS DE MEDICAMENTOS INOVADORES:

Os estudos de casos de medicamentos revolucionários destacam os processos e metodologias inovadores que transformaram os tratamentos médicos e melhoraram os resultados para os doentes. Eis alguns exemplos significativos:

### 1.6.1 Penicilina:

Descoberta por Alexander Fleming em 1928, a penicilina foi o primeiro antibiótico amplamente utilizado, revolucionando o tratamento de infecções bacterianas. Fleming observou que um fungo, o *Penicillium notatum*, produzia uma substância que matava as bactérias numa placa de Petri. Apesar dos desafios iniciais na produção em massa, os avanços durante a Segunda Guerra Mundial facilitaram a sua utilização generalizada, salvando inúmeras vidas e marcando o início da era dos antibióticos.

### 1.6.2 Aspirina:

A aspirina, ou ácido acetilsalicílico, tem uma longa história, originária da casca de salgueiro utilizada na medicina tradicional para o alívio da dor. No final do século XIX, Felix Hoffmann, um químico da Bayer, sintetizou uma forma estável do composto, levando à sua produção comercial. A aspirina tornou-se um avanço no tratamento da dor e, mais tarde, mostrou benefícios significativos na saúde cardiovascular, reduzindo o risco de ataques cardíacos e acidentes vasculares cerebrais.

### 1.6.3 Imatinib (Glivec):

O Imatinib, comercializado sob a designação de Glivec, é uma terapêutica dirigida para a leucemia mieloide crónica (LMC). Aprovado pela FDA em 2001, o Glivec foi um dos primeiros medicamentos a demonstrar a eficácia das terapias direcionadas. Funciona através da inibição específica da proteína de fusão BCR-ABL produzida pelas células cancerígenas, conduzindo a resultados de tratamento notáveis e melhorando significativamente as taxas de sobrevivência dos doentes com LMC.

### 1.6.4 Humira (Adalimumab):

Humira é um anticorpo monoclonal que tem como alvo o fator de necrose tumoral (TNF), uma citocina envolvida em processos inflamatórios. Aprovado em 2002, Humira tornou-se um tratamento inovador para várias doenças auto-imunes, incluindo a artrite reumatoide e a doença de Crohn. O seu sucesso exemplifica o potencial dos medicamentos biológicos no tratamento de doenças complexas e gerou milhares de milhões de euros de receitas para a AbbVie, o fabricante.

### 1.6.5 Terapia com células T CAR:

A terapia com células T com recetor de antigénio quimérico (CAR) representa uma abordagem inovadora no tratamento do cancro. Ao modificar geneticamente as células T de um doente para expressarem um recetor específico para as células cancerígenas, esta terapia tem mostrado resultados impressionantes no tratamento de certas leucemias e linfomas. A aprovação pela FDA do Kymriah e do Yes carta nos últimos anos abriu novas vias para a imunoterapia, ilustrando o potencial da medicina personalizada.

## 1.7 DESAFIOS NA DESCOBERTA DE MEDICAMENTOS:

O processo de descoberta de medicamentos está repleto de inúmeros desafios que podem impedir o progresso e aumentar os custos. Compreender estes desafios é crucial para os investigadores e para as empresas farmacêuticas à medida que navegam no complexo cenário do desenvolvimento de novas terapias.

### 1.7.1 Elevadas taxas de desistência:

Um dos desafios mais significativos na descoberta de medicamentos é a elevada taxa de desgaste dos candidatos a medicamentos. Os estudos sugerem que apenas cerca de 1 em cada 10 medicamentos que entram em ensaios clínicos acaba por receber aprovação regulamentar. Muitos compostos falham devido à falta de eficácia, a problemas de segurança imprevistos ou a preocupações toxicológicas que surgem durante os ensaios. A complexidade da biologia humana e dos mecanismos das doenças pode levar a resultados inesperados, tornando difícil prever o sucesso de um medicamento no início do processo de desenvolvimento.

### 1.7.2 Processo moroso e dispendioso:

A descoberta de medicamentos é notoriamente morosa e dispendiosa, demorando frequentemente 10 a 15 anos e custando mais de 2 mil milhões de dólares desde a descoberta até ao mercado. Este longo período de tempo é exacerbado pela necessidade de extensos ensaios pré-clínicos e clínicos. As empresas têm de investir recursos substanciais sem qualquer garantia de retorno do investimento, criando riscos financeiros, especialmente para as empresas de biotecnologia mais pequenas.

### 1.7.3 Obstáculos regulamentares:

Navegar no panorama regulamentar é outro grande desafio. As agências reguladoras, como a FDA e a EMA, impõem requisitos rigorosos de segurança, eficácia e qualidade de fabrico. O processo de aprovação pode ser moroso, com as agências a solicitarem frequentemente dados ou estudos adicionais, o que leva a atrasos. As empresas também devem permanecer em conformidade com as regulamentações, que podem variar entre diferentes países, complicando os esforços globais de desenvolvimento de medicamentos.

### 1.7.4 Mecanismos de doenças complexas:

Muitas doenças, sobretudo as crónicas e multifactoriais, como o cancro, a diabetes e as doenças neurodegenerativas, envolvem mecanismos biológicos complexos. A identificação de alvos eficazes para os medicamentos nestas doenças é um desafio devido à interação de várias vias e à presença de variabilidade genética entre os doentes. Esta complexidade pode levar a dificuldades no desenvolvimento de terapias direcionadas que sejam simultaneamente seguras e eficazes.

### 1.7.5 Concorrência no mercado e pressões sobre os preços:

Quando um medicamento chega ao mercado, as empresas enfrentam uma concorrência intensa e pressões sobre os preços. Os medicamentos genéricos e os biossimilares podem rapidamente corroer a quota de mercado, e as empresas têm de justificar as suas estratégias de preços no meio do escrutínio público sobre os custos dos cuidados de saúde. Para além disso, uma comercialização bem sucedida exige um marketing e uma educação eficazes sobre os benefícios do medicamento, o que pode sobrecarregar ainda mais os recursos.

## 1.8 O PAPEL DAS TECNOLOGIAS EMERGENTES NA DESCOBERTA DE MEDICAMENTOS:

As tecnologias emergentes estão a remodelar o panorama da descoberta de medicamentos, tornando o processo mais eficiente, preciso e inovador. Estes avanços são essenciais para fazer face aos desafios enfrentados pelos métodos tradicionais, como as elevadas taxas de atrito e os longos períodos de desenvolvimento. As principais tecnologias que estão a transformar a descoberta de medicamentos incluem a inteligência artificial (IA), a aprendizagem automática, o rastreio de alto rendimento (HTS), as tecnologias de edição genómica e as técnicas avançadas de imagiologia.

### 1.8.1 Inteligência artificial e aprendizagem automática:

A IA e a aprendizagem automática estão a tornar-se ferramentas indispensáveis na descoberta de medicamentos. Estas tecnologias podem analisar rapidamente vastos conjuntos de dados, identificando padrões e prevendo a forma como os compostos irão interagir com alvos biológicos. Ao tirar partido de dados históricos de descobertas anteriores de medicamentos, a IA pode otimizar a identificação de pistas e dar prioridade aos candidatos mais promissores para testes posteriores. Por exemplo, os algoritmos de IA podem prever a toxicidade e a eficácia dos compostos antes de estes entrarem em ensaios clínicos dispendiosos e morosos, reduzindo significativamente o número de insucessos.

### 1.8.2 Triagem de alto rendimento (HTS):

O rastreio de elevado rendimento revolucionou as fases iniciais da descoberta de medicamentos. Esta tecnologia permite aos investigadores testar rapidamente milhares a milhões de compostos contra alvos biológicos específicos numa fração do tempo que levaria a utilizar os métodos tradicionais. Ao utilizar sistemas automatizados e robótica, a HTS pode identificar eficientemente compostos líderes, acelerando o processo de acerto para líder e aumentando as hipóteses de encontrar medicamentos eficazes.

### 1.8.3 Tecnologias de edição genómica:

As tecnologias de edição genómica, em particular **a CRISPR-Cas9**, surgiram como ferramentas poderosas para a descoberta de medicamentos. Estas tecnologias permitem modificações precisas dos genes, permitindo aos investigadores criar modelos de doenças que melhor imitam as condições humanas. Ao editar genes específicos relacionados com doenças, os cientistas podem identificar novos alvos de medicamentos e compreender melhor os mecanismos das doenças. Este facto tem implicações profundas na medicina personalizada, em que os tratamentos podem ser adaptados aos perfis genéticos individuais.

### 1.8.4 Tecnologias ómicas:

Os avanços na genómica, proteómica e metabolómica também melhoraram a descoberta de medicamentos. Estas tecnologias **ómicas** permitem uma caraterização exaustiva dos sistemas biológicos, oferecendo informações sobre os mecanismos das doenças e os potenciais alvos dos medicamentos. Ao analisar o conjunto completo de proteínas, metabolitos ou genes numa amostra biológica, os investigadores podem identificar biomarcadores para a progressão da doença e a resposta ao tratamento, facilitando o desenvolvimento de terapias orientadas.

### 1.8.5 Técnicas avançadas de imagiologia:

As técnicas avançadas de imagiologia, como a **microscopia de fluorescência** e a **ressonância magnética (RMN)**, permitem a observação em tempo real das interações medicamentosas nos organismos vivos. Estas tecnologias podem fornecer informações críticas sobre a farmacocinética e a farmacodinâmica dos candidatos a fármacos, ajudando os investigadores a compreender o modo como os fármacos se comportam no organismo e os seus efeitos a nível celular.

## 1.9 O FUTURO DA DESCOBERTA DE MEDICAMENTOS:

O futuro da descoberta de medicamentos está pronto para uma mudança transformadora impulsionada pelos avanços tecnológicos, uma maior compreensão dos sistemas biológicos e a crescente ênfase na medicina personalizada. Estas mudanças prometem tornar o desenvolvimento de medicamentos mais eficiente, direcionado e eficaz.

### 1.9.1 Medicina personalizada:

Com o avanço da investigação genómica e proteómica, o conceito de medicina personalizada está a tornar-se cada vez mais viável. A futura descoberta de medicamentos centrar-se-á na adaptação dos tratamentos aos perfis genéticos individuais, garantindo que as terapias são mais eficazes e têm menos efeitos secundários. Esta mudança exigirá a integração dos dados dos doentes, incluindo informação genética e biomarcadores, no processo de desenvolvimento de medicamentos.

### 1.9.2 Inteligência Artificial e Big Data:

O papel da **inteligência artificial (IA)** e da **aprendizagem automática** irá expandir-se significativamente, permitindo aos investigadores analisar grandes quantidades de dados de forma mais eficiente. Os algoritmos de IA ajudarão a identificar novos candidatos a medicamentos, a prever a sua eficácia e a avaliar os perfis de segurança numa fase mais precoce do processo de desenvolvimento, reduzindo assim os custos e o tempo de chegada ao mercado.

### 1.9.3 Terapêutica avançada:

O desenvolvimento de **produtos biológicos**, incluindo os anticorpos monoclonais, as terapias com células T CAR e as terapias genéticas, continuará a crescer. Estas terapêuticas avançadas oferecem novos mecanismos de ação contra doenças que são difíceis de tratar com medicamentos tradicionais de pequenas moléculas.

## 1.10 IMPACTO ECONÓMICO E SOCIAL DA DESCOBERTA DE MEDICAMENTOS:

O processo de descoberta de medicamentos tem profundas implicações económicas e sociais que se estendem muito para além da indústria farmacêutica. O desenvolvimento bem sucedido de novos medicamentos pode estimular o crescimento económico, criar emprego e melhorar a saúde pública, conduzindo a uma sociedade mais produtiva.

### 1.10.1 Crescimento económico e criação de emprego:

Os investimentos na descoberta e desenvolvimento de medicamentos contribuem significativamente para a economia. Os sectores farmacêutico e biotecnológico são grandes empregadores, apoiando milhões de empregos em todo o mundo na investigação, fabrico e distribuição. O crescimento destas indústrias promove a inovação, impulsionando avanços na ciência e na tecnologia que podem ter efeitos em cadeia em vários sectores.

### 1.10.2 Melhorias no domínio da saúde pública:

Os novos medicamentos melhoram os resultados em termos de saúde, tratando eficazmente as doenças, reduzindo as taxas de morbilidade e mortalidade e melhorando a qualidade de vida dos doentes. Isto conduz a um aumento da produtividade da mão de obra, uma vez que indivíduos mais saudáveis podem contribuir mais eficazmente para a economia. Além disso, as terapias medicamentosas eficazes podem aliviar os encargos dos sistemas de saúde, reduzindo os internamentos e os custos dos cuidados de saúde a longo prazo.

### 1.10.3 Acesso e equidade:

Embora o impacto económico da descoberta de medicamentos seja significativo, o acesso a estes tratamentos coloca desafios sociais. Os elevados custos associados aos novos medicamentos podem criar disparidades no acesso aos cuidados de saúde, nomeadamente para as populações desfavorecidas. Garantir que as terapias inovadoras são acessíveis e económicas é crucial para maximizar os seus benefícios sociais.

### 1.10.4 Iniciativas globais de saúde:

A descoberta de medicamentos desempenha também um papel fundamental na resposta aos desafios globais em matéria de saúde, como as pandemias e as doenças infecciosas emergentes. O desenvolvimento bem sucedido de medicamentos pode reforçar a segurança sanitária mundial e promover a colaboração internacional, contribuindo, em última análise, para um mundo mais saudável.

# CAPÍTULO 2: INTELIGÊNCIA ARTIFICIAL (AI) E APRENDIZAGEM AUTOMÁTICA (ML) NA DESCOBERTA DE MEDICAMENTOS

## 2.1 INTRODUÇÃO À INTELIGÊNCIA ARTIFICIAL (AI) E À APRENDIZAGEM AUTOMÁTICA (ML)

A Inteligência Artificial (IA) e a Aprendizagem Automática (AM) são dois domínios inter-relacionados que têm atraído imensa atenção nos últimos anos, revolucionando vários sectores, incluindo os cuidados de saúde, as finanças e a tecnologia. No contexto da descoberta de medicamentos, a IA e a AM estão a tornar-se ferramentas indispensáveis que melhoram a eficiência e a eficácia do desenvolvimento de novas terapêuticas. Esta introdução irá explorar as definições, o contexto histórico e o significado da IA e do ML na descoberta de medicamentos.

### 2.1.1 O que é a Inteligência Artificial?

A Inteligência Artificial refere-se à simulação da inteligência humana em máquinas programadas para pensar e aprender como os humanos. A IA engloba uma variedade de técnicas que permitem aos computadores efetuar tarefas que normalmente requerem inteligência humana, como raciocínio, resolução de problemas, compreensão da linguagem natural e reconhecimento de padrões. O objetivo global da IA é criar sistemas capazes de executar tarefas de forma autónoma, adaptando-se a novas situações e melhorando o seu desempenho ao longo do tempo.

### 2.1.2 O que é a aprendizagem automática?

A aprendizagem automática, um subconjunto da IA, centra-se no desenvolvimento de algoritmos e modelos estatísticos que permitem aos computadores aprender e fazer previsões ou tomar decisões com base em dados. Em vez de serem explicitamente programados para todos os cenários possíveis, os algoritmos de aprendizagem automática são treinados em conjuntos de dados para identificar padrões e relações, o que lhes permite generalizar e fazer previsões com base em dados novos e não vistos.

### 2.1.3 O ML pode ser classificado em três categorias principais:

1. Aprendizagem supervisionada: O algoritmo é treinado em dados rotulados, onde o resultado desejado é conhecido. Aprende a mapear as entradas para as saídas, permitindo-lhe prever resultados para novos dados.
2. Aprendizagem não supervisionada: O algoritmo é treinado em dados não rotulados, com o objetivo de identificar padrões ou agrupamentos nos dados sem conhecimento prévio dos resultados.
3. Aprendizagem por reforço: O algoritmo aprende por tentativa e erro, recebendo feedback das suas acções e melhorando o seu desempenho ao longo do tempo.

### 2.1.4 Contexto histórico e evolução:

Os conceitos de IA e ML remontam a meados do século XX, mas nas últimas décadas registaram-se avanços significativos. A investigação inicial em IA centrou-se no raciocínio simbólico e em sistemas baseados em regras, que se revelaram limitados na sua capacidade de lidar com problemas complexos do mundo real. O advento do ML marcou uma mudança de paradigma, permitindo que os computadores aprendessem com os dados em vez de dependerem apenas de regras predefinidas. O aumento do volume de dados e da capacidade computacional no século XXI impulsionou o desenvolvimento de algoritmos de aprendizagem automática sofisticados, como a aprendizagem profunda. Este ramo do ML emprega redes neuronais com várias camadas para processar grandes quantidades de dados, alcançando uma precisão notável em tarefas como o reconhecimento de imagens e de voz. Estes avanços lançaram as bases para a aplicação da IA e da AM em vários domínios, incluindo a descoberta de medicamentos.

### 2.1.5 Importância na descoberta de medicamentos:

A importância da IA e do ML na descoberta de medicamentos não pode ser sobrestimada. Os processos tradicionais de descoberta de medicamentos são muitas vezes morosos, dispendiosos e repletos de elevadas taxas de atrito. A integração da IA e do AM nestes processos resolve muitos destes desafios, melhorando a eficiência e a eficácia do desenvolvimento de medicamentos. A IA e o ML podem analisar vastos conjuntos de dados, permitindo aos investigadores identificar potenciais candidatos a medicamentos, prever a sua eficácia e segurança e otimizar as suas propriedades químicas. Ao automatizar e acelerar estes processos, a IA e o ML reduzem o tempo e os custos associados à introdução de novos medicamentos no mercado. Além disso, a IA e o ML facilitam a exploração de sistemas biológicos complexos, ajudando a compreender os mecanismos das doenças e a identificar novos alvos terapêuticos. Esta capacidade é particularmente vital em áreas como a medicina personalizada, em que os tratamentos podem ser adaptados a cada doente com base nos seus perfis genéticos e caraterísticas da doença.

## 2.2 FONTES E TIPOS DE DADOS NA DESCOBERTA DE MEDICAMENTOS:

Na descoberta de medicamentos, a integração e a análise de diversas fontes de dados são fundamentais para identificar potenciais alvos terapêuticos, prever interações medicamentosas e otimizar os compostos candidatos. A eficácia das técnicas de IA e de ML depende muito da qualidade e da variedade dos dados disponíveis. Compreender as principais fontes e tipos de dados utilizados na descoberta de medicamentos é essencial para tirar partido da IA e do ML de forma eficaz.

Dados genómicos: Os dados genómicos abrangem informações relacionadas com o conjunto completo de DNAS de um organismo, incluindo os seus genes. Na descoberta de medicamentos, os dados genómicos podem ajudar a identificar mutações genéticas associadas a doenças específicas, oferecendo informações sobre potenciais alvos de medicamentos. As tecnologias de sequenciação de alto rendimento permitiram a geração de grandes quantidades de dados genómicos, permitindo aos investigadores analisar variações nas sequências de ADN em diferentes populações e estados de doença. Esta informação é inestimável para a medicina personalizada, onde os tratamentos podem ser adaptados com base em perfis genéticos individuais.

Dados proteómicos: A proteómica é o estudo de todo o conjunto de proteínas expressas por um genoma, célula, tecido ou organismo num determinado momento. Os dados proteómicos fornecem informações sobre as interações, modificações e expressões das proteínas, que são cruciais para compreender os mecanismos das doenças. Ao integrar dados proteómicos com dados genómicos, os investigadores podem identificar candidatos a biomarcadores e potenciais alvos de medicamentos. A espetrometria de massa e outras técnicas avançadas são normalmente utilizadas para gerar dados proteómicos, permitindo uma análise exaustiva dos perfis proteicos.

Dados Metabolómicos: A metabolómica envolve o estudo de pequenas moléculas, ou metabolitos, presentes em amostras biológicas. Estes metabolitos podem fornecer informações sobre os processos bioquímicos que ocorrem nas células e nos organismos, destacando as vias metabólicas que podem ser alteradas em estados de doença. A análise dos dados metabolómicos pode ajudar a identificar potenciais candidatos a medicamentos, elucidar os mecanismos de ação e avaliar os efeitos dos medicamentos no metabolismo. Este tipo de dados é particularmente útil na farmacocinética, uma vez que ajuda os investigadores a compreender como os medicamentos são metabolizados no organismo.

Dados químicos e estruturais: Os dados químicos incluem informações sobre as propriedades químicas, as estruturas e as actividades biológicas dos compostos. Este tipo de dados é crucial para o rastreio virtual, em que os investigadores utilizam métodos computacionais para identificar potenciais candidatos a medicamentos a partir de grandes bibliotecas químicas. Os dados da relação estrutura-atividade (SAR) fornecem informações sobre a forma como a estrutura química de um composto influencia a sua atividade biológica, permitindo aos investigadores otimizar os candidatos a medicamentos para uma melhor eficácia e uma toxicidade reduzida.

Dados clínicos: Os dados clínicos englobam informações recolhidas a partir de ensaios clínicos e registos de doentes. Estes dados incluem dados demográficos dos doentes, resultados dos tratamentos, acontecimentos adversos e muito mais. A análise de dados clínicos ajuda os investigadores a compreender o desempenho dos medicamentos em ambientes reais, a identificar potenciais efeitos secundários e a avaliar a eficácia de novas terapias. As técnicas de IA e ML podem processar estes dados para identificar padrões e correlações que podem informar o desenvolvimento futuro de medicamentos.

Literatura e bases de dados de conhecimentos: A literatura científica é uma fonte rica de informações sobre descobertas, metodologias e resultados de investigações anteriores. A IA e o ML podem ser utilizados para explorar bases de dados de literatura para extrair informações relevantes sobre mecanismos de medicamentos, potenciais alvos e dados históricos sobre candidatos a medicamentos. As bases de dados disponíveis ao público, como a PubMed, a ChEMBL e o Drug Bank, são recursos essenciais para os investigadores que procuram tirar partido dos conhecimentos existentes nos seus esforços de descoberta de medicamentos.

## 2.3 ALGORITMOS DE APRENDIZAGEM AUTOMÁTICA NA DESCOBERTA DE MEDICAMENTOS:

A aprendizagem automática (ML) tornou-se uma componente vital do processo de descoberta de medicamentos, permitindo aos investigadores analisar vastos conjuntos de dados, identificar padrões e fazer previsões que informam o desenvolvimento de novas terapêuticas. São utilizados vários algoritmos de aprendizagem automática em diferentes fases da descoberta de medicamentos, cada um oferecendo vantagens e capacidades únicas. Esta secção aborda os algoritmos de aprendizagem automática mais utilizados na descoberta de medicamentos, destacando as suas aplicações e eficácia.

### 2.3.1 Algoritmos de aprendizagem supervisionada:

A aprendizagem supervisionada envolve o treino de um algoritmo num conjunto de dados rotulados, em que os dados de entrada são emparelhados com os rótulos de saída correspondentes. Esta abordagem é particularmente útil na descoberta de medicamentos para tarefas como a previsão da eficácia, toxicidade e farmacocinética dos medicamentos. Os principais algoritmos desta categoria incluem:

- Regressão linear: Frequentemente utilizada para prever resultados contínuos, a regressão linear pode modelar relações entre propriedades químicas e actividades biológicas, ajudando na otimização de candidatos a medicamentos.
- Árvores de decisão: Este algoritmo modela as decisões e as suas possíveis consequências numa estrutura semelhante a uma árvore. As árvores de decisão podem ajudar a identificar as principais caraterísticas que contribuem para a atividade dos medicamentos e facilitar as interpretações para os investigadores.
- Máquinas de vectores de suporte (SVM): A SVM é eficaz para tarefas de classificação, distinguindo entre compostos activos e inactivos com base nas suas propriedades químicas. Encontra o hiperplano ótimo que separa as diferentes classes no espaço de caraterísticas.
- Floresta aleatória: Um método de conjunto que constrói várias árvores de decisão e combina os seus resultados, as florestas aleatórias fornecem previsões robustas e reduzem o risco de sobreajuste, tornando-as adequadas para diversos conjuntos de dados na descoberta de medicamentos.

### 2.3.2 Algoritmos de aprendizagem não supervisionada:

A aprendizagem não supervisionada envolve a análise de dados não rotulados para descobrir padrões ou agrupamentos ocultos. Na descoberta de medicamentos, os algoritmos não supervisionados são utilizados para agrupar compostos semelhantes ou identificar novos alvos de medicamentos. Os algoritmos mais comuns incluem:

- Agrupamento K-Means: Este algoritmo divide os dados em K grupos com base na semelhança. Pode ser utilizado para agrupar compostos com estruturas químicas ou actividades biológicas semelhantes, facilitando a identificação de pistas.

- Análise de componentes principais (PCA): A PCA reduz a dimensionalidade dos dados, preservando a variância. É útil para visualizar conjuntos de dados complexos e identificar padrões em propriedades químicas ou actividades biológicas.

### 2.3.3 Algoritmos de aprendizagem profunda:

A aprendizagem profunda é um subconjunto da aprendizagem automática que utiliza redes neuronais com várias camadas. Esta abordagem ganhou popularidade na descoberta de medicamentos devido à sua capacidade de lidar com grandes conjuntos de dados e extrair padrões complexos. As principais aplicações incluem:

- Redes Neuronais Convolucionais (CNNs): As CNN são particularmente eficazes para dados de imagem, como os gerados em rastreios de elevado rendimento. Podem identificar e classificar imagens de respostas celulares ao tratamento com medicamentos.

- Redes Neuronais Recorrentes (RNNs): As RNNs são adequadas para dados sequenciais, o que as torna valiosas para prever interações ou respostas a medicamentos com base em dados de séries temporais.

### 2.3.4 Aprendizagem por reforço:

A aprendizagem por reforço (RL) centra-se no treino de algoritmos através de tentativa e erro, recebendo feedback para otimizar a tomada de decisões. Na descoberta de medicamentos, a aprendizagem por reforço pode ser aplicada para otimizar as concepções experimentais ou orientar a seleção de compostos para testes adicionais. Ao maximizar a recompensa cumulativa através da prospeção e exploração, os algoritmos de RL podem identificar os candidatos mais promissores de forma mais eficiente.

## 2.4 PRÉ-PROCESSAMENTO DE DADOS E ENGENHARIA DE CARACTERÍSTICAS NA DESCOBERTA DE MEDICAMENTOS:

No contexto da aprendizagem automática (ML) para a descoberta de medicamentos, o pré-processamento de dados e a engenharia de caraterísticas são passos cruciais que podem afetar significativamente o desempenho dos modelos preditivos.

### 2.4.1 Pré-processamento de dados:

O pré-processamento de dados envolve a limpeza e transformação de dados em bruto para os preparar para os algoritmos de aprendizagem automática. A qualidade e o formato dos dados podem variar muito, o que torna este passo essencial para reduzir o ruído e o enviesamento.

- Tratamento de dados em falta: Os conjuntos de dados biológicos têm frequentemente valores em falta. As estratégias comuns incluem técnicas de imputação, como a substituição de valores em falta pela média, mediana ou valores previstos por outras caraterísticas. No entanto, a imputação pode introduzir um viés se os dados em falta não forem aleatórios, o que pode afetar a fiabilidade do modelo.

- Normalização e escalonamento: A normalização de dados garante que as caraterísticas têm intervalos comparáveis, o que é especialmente importante quando diferentes caraterísticas têm unidades ou escalas variadas. Por exemplo, o peso molecular e a concentração estão normalmente em intervalos diferentes e necessitam de escala para uma interpretação correta pelos algoritmos de ML. Embora a normalização melhore o desempenho do modelo, pode distorcer as relações entre as caraterísticas se não for aplicada com cuidado.

- Deteção e remoção de valores atípicos: Os dados de descoberta de medicamentos podem conter anomalias que, se não forem tratadas, podem distorcer os resultados. Métodos como as pontuações Z ou os intervalos interquartis ajudam a identificar estas anomalias. No entanto, a remoção de valores anómalos pode também eliminar pontos de dados raros mas críticos que podem ter um significado biológico essencial.

### 2.4.2 Engenharia de caraterísticas:

A engenharia de caraterísticas refere-se ao processo de transformação de dados brutos em caraterísticas informativas que melhoram o desempenho do modelo. Uma engenharia de caraterísticas eficaz ajuda os algoritmos a aprender padrões significativos a partir de conjuntos de dados complexos.

- Seleção de caraterísticas com base no conhecimento do domínio: Na descoberta de medicamentos, o conhecimento dos sistemas biológicos ou das propriedades químicas pode orientar a seleção de caraterísticas importantes. Por exemplo, caraterísticas como descritores moleculares (por exemplo, solubilidade, polaridade) são altamente relevantes na previsão da eficácia dos medicamentos. A desvantagem é que o conhecimento específico do domínio pode introduzir preconceitos humanos, potencialmente ignorando caraterísticas inesperadas mas significativas.

- Técnicas de redução da dimensionalidade: Técnicas como a Análise de Componentes Principais (PCA) ou t-SNE podem reduzir o número de caraterísticas, ajudando a mitigar o sobreajuste e a melhorar a generalização do modelo. No entanto, essas técnicas podem descartar alguns dados potencialmente valiosos, e a interpretabilidade de caraterísticas reduzidas pode ser um desafio.

- Caraterísticas de interação e relações não lineares: Em muitos casos de descoberta de medicamentos, os efeitos biológicos resultam de interações entre vários factores. A criação de caraterísticas de interação ou a aplicação de transformações não lineares pode ajudar os modelos a captar estas relações complexas. O inconveniente é que a introdução de demasiados termos de interação pode levar à complexidade do modelo, aumentando os requisitos computacionais e reduzindo potencialmente a interpretabilidade.

## 2.5 MODELAÇÃO PREDITIVA E IDENTIFICAÇÃO DE CANDIDATOS A FÁRMACOS:

A modelação preditiva é uma componente vital do processo de descoberta de medicamentos, permitindo aos investigadores prever o comportamento dos candidatos a medicamentos com base nos dados existentes. Esta abordagem utiliza várias técnicas de aprendizagem automática para analisar grandes conjuntos de dados, prever resultados e identificar candidatos a medicamentos promissores com maior eficiência e precisão. As secções seguintes exploram o papel da modelação preditiva na descoberta de medicamentos, as suas metodologias e aplicações no mundo real.

### 2.5.1 Importância da modelação preditiva na descoberta de medicamentos:

O processo tradicional de descoberta de medicamentos é muitas vezes moroso e dispendioso, com elevadas taxas de desgaste durante os ensaios clínicos. A modelação preditiva serve para atenuar estes desafios, permitindo aos investigadores tomar decisões baseadas em dados logo na fase de descoberta. Ao prever a eficácia, a segurança e a farmacocinética de potenciais candidatos a medicamentos, a modelação preditiva reduz o número de compostos que têm de ser testados em laboratório, acelerando, em última análise, o calendário de desenvolvimento de medicamentos.

### 2.5.2 Metodologias em Modelação Preditiva:

A modelação preditiva na descoberta de medicamentos envolve várias metodologias, incluindo:

- Modelos de Relação Quantitativa Estrutura-Atividade (QSAR): Os modelos QSAR correlacionam a estrutura química com a atividade biológica, permitindo aos investigadores prever o desempenho de novos compostos com base nas suas caraterísticas químicas. Estes modelos são particularmente eficazes para o rastreio virtual de grandes bibliotecas de produtos químicos.
- Modelos de classificação: Os algoritmos de aprendizagem automática, como as máquinas de vectores de suporte (SVM), as árvores de decisão e as florestas aleatórias, classificam os compostos como activos ou inactivos contra alvos biológicos específicos. Ao treinar estes modelos em conjuntos de dados rotulados, os investigadores podem identificar novos candidatos a medicamentos que apresentem as propriedades desejadas.
- Modelos de regressão: As técnicas de regressão prevêem resultados contínuos, como a eficácia ou a toxicidade de um medicamento, com base em vários descritores moleculares. Estes modelos ajudam a otimizar os candidatos a medicamentos, correlacionando propriedades químicas específicas com a eficácia terapêutica.
- Abordagens de aprendizagem profunda: As redes neuronais, especialmente os modelos de aprendizagem profunda, podem processar conjuntos de dados complexos com múltiplas caraterísticas. Estes modelos são excelentes na captação de relações complexas em grandes conjuntos de dados, o que os torna adequados para a previsão de interações medicamentosas e efeitos secundários.

### 2.5.3 Fontes de dados para modelação preditiva:

A modelação preditiva baseia-se fortemente em diversas fontes de dados, que incluem:

- Dados de rastreio de alto rendimento: Estes dados provêm de experiências automatizadas que testam a atividade biológica de milhares de compostos, fornecendo um conjunto de dados rico para a formação de modelos preditivos.

- Dados genómicos e proteómicos: Os perfis de expressão genética e proteica podem informar modelos sobre potenciais alvos de medicamentos, ajudando os investigadores a compreender os mecanismos biológicos subjacentes às doenças.
- Bases de dados químicas: Repositórios como o ChEMBL e o PubChem oferecem grandes quantidades de dados sobre a estrutura e atividade químicas, essenciais para o desenvolvimento e validação de modelos preditivos.

### 2.5.4 Aplicações na identificação de candidatos a medicamentos:

A modelação preditiva melhora significativamente o processo de identificação de candidatos a medicamentos de várias formas:

- Rastreio virtual: Os modelos preditivos podem avaliar rapidamente milhares de compostos, prevendo a sua probabilidade de interação com alvos biológicos específicos. Esta capacidade agiliza a seleção de candidatos para validação experimental adicional.
- Otimização de pistas: Uma vez identificados os candidatos promissores, a modelação preditiva pode orientar os esforços de otimização, prevendo a forma como as alterações na estrutura química podem afetar a potência e a segurança. Este processo iterativo ajuda os investigadores a aperfeiçoar os candidatos antes de avançar para ensaios clínicos dispendiosos.
- Reaproveitamento de medicamentos: Os modelos preditivos também podem identificar novas utilizações para medicamentos existentes, analisando dados históricos e descobrindo a potencial eficácia contra diferentes doenças. Esta abordagem pode reduzir significativamente o tempo e os custos de desenvolvimento em comparação com o desenvolvimento de novos compostos a partir do zero.

### 2.5.5 Estudos de casos e histórias de sucesso:

Numerosos estudos de casos ilustram o sucesso da modelação preditiva na descoberta de medicamentos. Por exemplo, a utilização de algoritmos de aprendizagem automática para analisar grandes conjuntos de dados de informação clínica e genómica levou à identificação de novos compostos para doenças como o cancro e as doenças neurodegenerativas. Empresas como a Benevolent AI e a Atom wise utilizaram com sucesso a modelação preditiva para acelerar a descoberta de novos candidatos a medicamentos, demonstrando a sua eficácia em aplicações do mundo real.

## 2.6 OPTIMIZAÇÃO DA DESPISTAGEM DE ALTO RENDIMENTO (HTS):

O rastreio de elevado rendimento (HTS) é uma tecnologia fundamental na descoberta de medicamentos, permitindo a avaliação rápida de milhares a milhões de compostos contra alvos biológicos específicos. A HTS é essencial para identificar potenciais candidatos a medicamentos numa fase inicial, acelerando significativamente o processo de descoberta. No entanto, a otimização dos protocolos HTS é essencial para aumentar o rendimento, a precisão e a relação custo-eficácia, melhorando, em última análise, a probabilidade de um desenvolvimento de medicamentos bem sucedido.

### 2.6.1 Componentes-chave da otimização HTS:

a. Desenvolvimento de ensaios: A base de uma HTS eficaz reside no desenvolvimento de ensaios robustos e reprodutíveis. A otimização das condições de ensaio, incluindo a escolha de reagentes, tempos de incubação e métodos de deteção, é crucial para minimizar os falsos positivos e negativos. Os ensaios de alta qualidade permitem uma identificação mais precisa dos compostos activos.

b. Automatização: A integração de robótica avançada e de sistemas automatizados pode aumentar o rendimento e reduzir os erros humanos. Os sistemas automatizados de manuseamento de líquidos, os leitores de placas e o software de gestão de dados simplificam o processo de rastreio, permitindo a execução consistente de ensaios e aumentando significativamente o volume de compostos rastreados num período de tempo mais curto.

c. Miniaturização: A redução do volume de reagentes e amostras através de técnicas de miniaturização diminui os custos e permite o rastreio de bibliotecas maiores. Técnicas como a utilização de placas de microtitulação com poços mais pequenos ou a utilização de dispositivos microfluídicos podem facilitar este processo, mantendo o desempenho do ensaio.

### 2.6.2 Gestão e análise de dados:

Com o elevado volume de dados gerados durante a HTS, a gestão e a análise eficientes dos dados são fundamentais. A implementação de software e algoritmos sofisticados de processamento de dados ajuda os investigadores a identificar rapidamente os resultados e a avaliar a sua relevância biológica. Podem ser utilizados métodos estatísticos avançados e técnicas de aprendizagem automática para analisar dados de rastreio, melhorando a seleção de resultados e reduzindo o risco de falsas descobertas.

### 2.6.3 Confirmação e validação de acertos:

Após o rastreio inicial, é essencial confirmar e validar os sucessos para garantir a sua relevância biológica. A otimização envolve o desenvolvimento de ensaios secundários para validar os sucessos iniciais, avaliando a sua atividade numa gama mais vasta de concentrações e avaliando a sua especificidade e mecanismo de ação.

### 2.6.4 Otimização iterativa:

A otimização HTS é um processo iterativo. O feedback contínuo dos resultados do rastreio deve informar as modificações na conceção do ensaio, nos protocolos de automatização e nas técnicas de análise de dados. Esta abordagem iterativa promove a melhoria contínua e a adaptação a novos conhecimentos científicos e avanços tecnológicos.

## 2.7 REAPROVEITAMENTO DE MEDICAMENTOS ATRAVÉS DE IA E ML:

O reposicionamento de medicamentos, também conhecido como reposicionamento de medicamentos, envolve a identificação de novas utilizações terapêuticas para medicamentos existentes. Esta abordagem pode reduzir significativamente o tempo e os custos associados ao desenvolvimento de medicamentos, uma vez que os perfis de segurança destes medicamentos já estão estabelecidos. A inteligência artificial (IA) e a aprendizagem automática (AM) surgiram como ferramentas poderosas no processo de reposicionamento de medicamentos, aumentando a capacidade de analisar vastos conjuntos de dados e descobrir novas relações entre medicamentos e doenças. Os algoritmos de IA e de ML podem analisar diversas fontes de dados, incluindo conjuntos de dados genómicos, proteómicos e clínicos, para identificar potenciais oportunidades de reorientação. Por exemplo, ao examinar os padrões de expressão genética associados a doenças específicas, os modelos de ML podem prever a forma como os medicamentos existentes podem afetar essas vias. Além disso, as técnicas de processamento de linguagem natural (PNL) podem explorar a literatura científica e os dados de ensaios clínicos para extrair informações relevantes sobre as interações e os efeitos dos medicamentos, revelando novos potenciais terapêuticos. Além disso, a IA pode facilitar o rastreio virtual, em que os compostos existentes são testados computacionalmente contra novos alvos para avaliar a sua probabilidade de eficácia.

## 2.8 MEDICINA PERSONALIZADA E TERAPÊUTICA DE PRECISÃO:

A medicina personalizada, frequentemente designada por medicina de precisão, representa uma abordagem transformadora nos cuidados de saúde que adapta o tratamento médico às caraterísticas individuais de cada doente. Ao considerar factores como a genética, as influências ambientais e as escolhas de estilo de vida, a medicina personalizada visa otimizar a eficácia terapêutica, minimizando os efeitos adversos. Esta mudança de paradigma tem um impacto particular no domínio da descoberta e desenvolvimento de medicamentos. Um dos elementos fundamentais da medicina personalizada é a utilização de dados genéticos e genómicos. Os avanços em tecnologias como a sequenciação de nova geração (NGS) permitem a análise detalhada da constituição genética de um doente. Esta informação pode informar a seleção de medicamentos específicos com maior probabilidade de serem eficazes com base no perfil genético único do indivíduo. Por exemplo, certos tratamentos contra o cancro são agora orientados por biomarcadores que prevêem a capacidade de resposta às terapias, permitindo aos médicos prescrever medicamentos que visam alterações moleculares específicas nos tumores. A terapêutica de precisão vai para além da oncologia; abrange uma vasta gama de doenças, incluindo doenças cardiovasculares, doenças auto-imunes e doenças psiquiátricas. Ao utilizar a aprendizagem automática e a inteligência artificial, os investigadores podem analisar vastos conjuntos de dados para descobrir padrões e correlações que facilitam a identificação de opções de tratamento adaptadas.

## 2.9 DESAFIOS E LIMITAÇÕES DA IA E DA ML NA DESCOBERTA DE MEDICAMENTOS:

Embora a inteligência artificial (IA) e a aprendizagem automática (ML) sejam muito promissoras para transformar a descoberta de medicamentos, há vários desafios e limitações que impedem a concretização de todo o seu potencial. Uma das principais preocupações é a qualidade e a disponibilidade dos dados. Os modelos de IA e de ML requerem grandes quantidades de dados de alta qualidade e bem anotados para serem treinados. Em muitos casos, os conjuntos de dados existentes podem ser incompletos, tendenciosos ou não representativos de diversas populações, o que pode levar a previsões inexactas e a resultados pouco optimizados. Outro desafio é a interpretabilidade dos modelos de IA. Muitos algoritmos avançados de ML, particularmente os modelos de aprendizagem profunda, funcionam como "caixas negras", tornando difícil para os investigadores compreenderem como as decisões são tomadas. Esta falta de transparência pode colocar desafios regulamentares e dificultar a aceitação de previsões baseadas em IA em contextos clínicos. A integração com os fluxos de trabalho existentes também é um obstáculo significativo. O processo de descoberta de medicamentos é inerentemente complexo e envolve várias partes interessadas, incluindo químicos, biólogos e organismos reguladores. A incorporação de ferramentas de IA e de ML nestes fluxos de trabalho estabelecidos exige mudanças substanciais na cultura e nas práticas organizacionais, o que pode encontrar resistência. Por último, existem preocupações relacionadas com o sobreajuste e a generalização. Os modelos treinados em conjuntos de dados específicos podem não ter um bom desempenho quando aplicados a dados novos e não vistos, levando a uma falsa confiança nas suas previsões. Este desafio sublinha a necessidade de métodos de validação robustos e de um aperfeiçoamento contínuo dos algoritmos para garantir a sua fiabilidade.

# CAPÍTULO 3: TECNOLOGIA CRISPR NO DESENVOLVIMENTO DE MEDICAMENTOS

## 3.1 INTRODUÇÃO À TECNOLOGIA CRISPR:

A tecnologia CRISPR (Clustered Regularly Interspaced Short Palindromic Repeats) revolucionou o campo da genética e da biologia molecular, oferecendo capacidades sem precedentes para a edição precisa de genes. Inicialmente descoberta como um mecanismo de defesa natural em bactérias, a CRISPR evoluiu rapidamente para uma ferramenta poderosa com amplas aplicações na investigação, medicina e agricultura.

### 3.1.1 Descoberta e mecanismo de ação:

O sistema CRISPR foi identificado pela primeira vez no final dos anos 80 na bactéria *Escherichia coli*, onde foi observado como uma série de sequências de ADN repetitivas intercaladas com segmentos únicos derivados de ADN viral. Estas sequências funcionam como uma forma de imunidade adaptativa, permitindo que as bactérias reconheçam e se defendam contra infecções virais. O sistema CRISPR-Cas9, uma das formas mais utilizadas da tecnologia CRISPR, consiste em dois componentes-chave: o RNA CRISPR (crRNA) e a proteína Cas9. Quando uma bactéria é exposta a um vírus, captura um pedaço do ADN viral e incorpora-o no seu próprio genoma como uma nova sequência de ARNm. Este crRNA, juntamente com um RNA transactivador (tracrRNA), orienta a proteína Cas9 para a sequência de DNA correspondente no vírus invasor. A proteína Cas9 actua então como uma tesoura molecular, criando uma quebra de cadeia dupla no ADN viral. Este mecanismo de corte preciso permite à célula bacteriana desativar o genoma viral, protegendo-se assim de futuras infecções.

### 3.1.2 Adaptação para edição de genes:

Em 2012, os investigadores Jennifer Doudna e Emmanuelle Charpentier utilizaram o sistema natural CRISPR-Cas9 para a edição de genes em células eucarióticas. Ao simplificarem os componentes envolvidos e ao conceberem um RNA de guia único (sgRNA) que combina o crRNA e o tracrRNA, demonstraram que o CRISPR-Cas9 podia ser utilizado para atingir e modificar genes específicos em vários organismos, incluindo plantas, animais e seres humanos. Esta inovação lançou as bases para aplicações alargadas da tecnologia CRISPR. O sistema CRISPR-Cas9 permite aos cientistas introduzir modificações específicas no genoma com uma precisão notável. Ao conceberem sgRNAs específicos complementares ao gene alvo, os investigadores podem direcionar a proteína Cas9 para criar quebras de cadeia dupla no local desejado. Os mecanismos naturais de reparação da célula, especificamente a junção de extremidades não-homólogas (NHEJ) ou a reparação dirigida por homologia (HDR), tentam então reparar a quebra, conduzindo a inserções, deleções ou modificações precisas na sequência do ADN.

### 3.1.3 Vantagens da tecnologia CRISPR:

Uma das principais vantagens da tecnologia CRISPR é a sua simplicidade e eficiência. Em comparação com métodos anteriores de edição de genes, como as nucleases de dedo de zinco (ZFNs) e as nucleases efectoras do tipo ativador de transcrição (TALENs), a CRISPR é mais fácil de conceber e implementar. Os investigadores podem criar sgRNAs personalizados numa questão de dias, reduzindo significativamente o tempo e o custo associados à edição de genes. Além disso, a tecnologia CRISPR tem uma vasta gama de aplicações em vários domínios. Na medicina, tem um grande potencial para o tratamento de doenças genéticas, uma vez que os investigadores podem visar e corrigir genes defeituosos responsáveis por várias doenças. Além disso, a tecnologia CRISPR está a ser explorada pela sua capacidade de melhorar a resposta imunitária contra o cancro, proporcionando novas vias para a terapia do cancro. Na agricultura, o CRISPR permite o desenvolvimento de organismos geneticamente modificados (OGM) com caraterísticas desejáveis, tais como maior resistência a pragas e doenças, maior conteúdo nutricional e melhor tolerância ao stress. Esta tecnologia pode contribuir para práticas agrícolas sustentáveis e responder aos desafios da segurança alimentar mundial.

#### 3.1.4 Considerações e desafios éticos:

Apesar da sua promessa, a utilização da tecnologia CRISPR suscita considerações e desafios éticos. As preocupações com os efeitos fora do alvo, em que partes não intencionais do genoma são modificadas, realçam a necessidade de um alvo preciso e de uma validação exaustiva. Para além disso, os debates éticos em torno da edição da linha germinal (modificações que podem ser herdadas) realçam a importância de estabelecer quadros regulamentares para orientar a utilização responsável do CRISPR em seres humanos.

## 3.2 APLICAÇÕES DA CRISPR NO DESENVOLVIMENTO DE MEDICAMENTOS:

A tecnologia CRISPR transformou o panorama do desenvolvimento de medicamentos, fornecendo soluções inovadoras para o tratamento de várias doenças, nomeadamente doenças genéticas e cancros. A sua precisão e versatilidade tornaram-na uma ferramenta inestimável em várias aplicações-chave no desenvolvimento de medicamentos.

### 3.2.1 Identificação e validação de alvos:

Uma das principais aplicações do CRISPR no desenvolvimento de medicamentos é a identificação e validação de alvos. Os investigadores podem utilizar o CRISPR-Cas9 para eliminar sistematicamente genes em linhas celulares para determinar o seu papel nas vias da doença. Ao observar os efeitos da interrupção dos genes no comportamento das células, os cientistas podem identificar potenciais alvos terapêuticos. Esta abordagem genómica funcional acelera o processo de descoberta de medicamentos ao permitir o rastreio rápido de múltiplos genes e vias em simultâneo.

### 3.2.2 Terapia genética:

A CRISPR está pronta para revolucionar a terapia genética, fornecendo um meio de corrigir mutações genéticas responsáveis por doenças hereditárias. Por exemplo, os investigadores estão a investigar abordagens baseadas no CRISPR para tratar doenças como a fibrose cística, a anemia falciforme e a distrofia muscular. Ao aplicar o sistema CRISPR-Cas9 diretamente nos tecidos afectados, os cientistas pretendem editar os genes defeituosos, restaurando a função normal. Os primeiros ensaios clínicos demonstraram o potencial do CRISPR para proporcionar efeitos terapêuticos duradouros nos doentes, marcando um avanço significativo no tratamento de doenças genéticas anteriormente intratáveis.

### 3.2.3 Terapêutica do cancro:

No domínio da oncologia, o CRISPR está a ser utilizado para desenvolver terapias inovadoras contra o cancro. Ao visar oncogenes específicos ou genes supressores de tumores, o CRISPR pode ser utilizado para editar diretamente as células cancerígenas, tornando-as mais susceptíveis às terapias existentes ou melhorando a resposta imunitária contra os tumores. Por exemplo, a tecnologia CRISPR está a ser utilizada para criar células imunitárias, tais como as células CAR T, para melhorar a sua eficácia na identificação e eliminação de células cancerígenas.

### 3.2.4 Triagem e desenvolvimento de medicamentos:

O CRISPR facilita o rastreio de medicamentos de elevado rendimento, permitindo aos investigadores criar modelos celulares mais precisos de doenças. Ao editar genes relacionados com fenótipos de doenças, os cientistas podem gerar modelos de doenças que imitam melhor as condições humanas, permitindo testes de medicamentos mais eficazes. Esta abordagem pode simplificar a identificação de novos compostos e acelerar o desenvolvimento de terapias direcionadas.

### 3.2.5 Investigação sobre doenças infecciosas:

A tecnologia CRISPR está também a ser explorada para o desenvolvimento de terapias antivirais. Ao visar e interromper os genomas virais, a CRISPR pode potencialmente inibir a replicação de vírus como o VIH, o Zika e o SARS-CoV-2. Esta abordagem inovadora poderá levar ao desenvolvimento de novos medicamentos antivirais, oferecendo novas opções de tratamento para doenças infecciosas.

## 3.3 CRISPR PARA A GENÓMICA FUNCIONAL

A tecnologia CRISPR surgiu como uma ferramenta revolucionária no campo da genómica funcional, permitindo aos investigadores explorar as funções, interações e redes reguladoras dos genes com uma precisão sem precedentes. Ao utilizar o sistema CRISPR-Cas9, os cientistas podem efetuar a edição de genes específicos, o que facilita uma compreensão mais profunda dos papéis dos genes em vários processos biológicos e estados de doença.

### 3.3.1 Estudos de nocaute e knock-in de genes:

Uma das principais aplicações do CRISPR na genómica funcional é a capacidade de criar knockouts e knock-ins de genes. Ao introduzir mutações ou deleções específicas nos genes alvo, os investigadores podem avaliar as consequências fenotípicas destas alterações. Esta abordagem permite a identificação das funções dos genes, a elucidação das vias biológicas e a descoberta de novos alvos terapêuticos. Por exemplo, a anulação de genes implicados no cancro pode revelar conhecimentos sobre a tumorigénese e potenciais vias de tratamento.

### 3.3.2 Rastreio de elevado rendimento:

O CRISPR revolucionou as metodologias de rastreio de elevado rendimento ao permitir a interrogação simultânea de numerosos genes numa única experiência. Os investigadores podem conceber bibliotecas de sgRNAs que visam milhares de genes e introduzi-los em linhas celulares. Ao analisar os fenótipos resultantes, os cientistas podem identificar genes essenciais envolvidos em processos celulares específicos, como a resistência a medicamentos ou a sobrevivência das células em condições de stress. Esta abordagem em grande escala acelera a descoberta das funções dos genes e melhora a nossa compreensão dos sistemas biológicos complexos.

### 3.3.3 Anotação funcional do genoma:

O CRISPR também ajuda na anotação funcional do genoma. Ao interromper sistematicamente regiões não-codificantes e elementos reguladores, os investigadores podem descobrir o seu papel na expressão e regulação dos genes. Esta informação é fundamental para compreender como os genes são controlados e como a desregulação pode levar a doenças.

## 3.4 CRISPR E MEDICINA DE PRECISÃO

A tecnologia CRISPR tem o potencial de fazer avançar significativamente o domínio da medicina de precisão, uma abordagem dos cuidados de saúde que adapta o tratamento às caraterísticas individuais de cada doente. Ao permitir a edição precisa de genes, a tecnologia CRISPR pode abordar os factores genéticos subjacentes que contribuem para as doenças, oferecendo terapias direcionadas que se alinham com a constituição genética única de cada doente.

### 3.4.1 Edição de genes para doenças genéticas:

Uma das aplicações mais promissoras do CRISPR na medicina de precisão é o tratamento de doenças genéticas. Muitas doenças, como a fibrose cística, a anemia falciforme e certas formas de distrofia muscular, são causadas por mutações específicas nos genes. O CRISPR-Cas9 permite a edição direta destas mutações, restaurando potencialmente a função genética normal. Por exemplo, ensaios clínicos demonstraram a eficácia do CRISPR na correção das mutações genéticas responsáveis pela anemia falciforme, levando a melhorias significativas nos resultados dos doentes.

### 3.4.2 Tratamento do cancro:

Em oncologia, o CRISPR está a ser explorado para desenvolver terapias personalizadas contra o cancro. Ao analisar o perfil genético do tumor de um doente, os investigadores podem identificar mutações ou alterações específicas que impulsionam o crescimento do cancro. O CRISPR pode então ser utilizado para atingir e editar estes genes aberrantes, tornando as células tumorais mais susceptíveis às terapias existentes ou melhorando a capacidade do sistema imunitário para combater o cancro. Além disso, a CRISPR pode ser utilizada para criar células imunitárias, como as células T, para melhor reconhecerem e atacarem as células cancerígenas, conduzindo a imunoterapias personalizadas.

### 3.4.3 Farmacogenómica:

A tecnologia CRISPR também tem implicações para a farmacogenómica, o estudo da forma como os genes afectam a resposta de um indivíduo aos medicamentos. Ao utilizar a CRISPR para criar modelos celulares específicos para cada doente, os investigadores podem compreender melhor a forma como as variações genéticas influenciam o metabolismo e a eficácia dos medicamentos. Este conhecimento pode orientar os médicos na seleção dos tratamentos mais eficazes para os seus doentes, reduzindo a abordagem de tentativa e erro frequentemente associada à prescrição de medicamentos.

### 3.4.4 Considerações e desafios éticos:

Apesar da promessa do CRISPR na medicina de precisão, subsistem considerações e desafios éticos. As preocupações com os efeitos fora do alvo, as consequências a longo prazo da edição de genes e o potencial para modificações na linha germinal exigem quadros regulamentares completos e um discurso público.

## 3.5 DESAFIOS E LIMITAÇÕES DA CRISPR NO DESENVOLVIMENTO DE MEDICAMENTOS

Embora a tecnologia CRISPR ofereça um potencial significativo no desenvolvimento de medicamentos, a sua aplicação não está isenta de desafios e limitações. A resolução destas questões é essencial para maximizar a eficácia e a segurança das terapias baseadas em CRISPR e garantir o sucesso da sua transposição do laboratório para a prática clínica.

### 3.5.1 Efeitos fora do alvo:

Uma das principais preocupações associadas à tecnologia CRISPR é o potencial de efeitos fora do alvo, em que a enzima Cas9 edita involuntariamente locais genómicos não desejados. Estas modificações não intencionais podem levar a alterações genéticas indesejadas, resultando potencialmente em consequências prejudiciais, como a tumorigénese ou a perturbação de funções genéticas essenciais. Apesar dos avanços na conceção do CRISPR com o objetivo de aumentar a especificidade, os efeitos fora do alvo continuam a ser um desafio crítico que exige uma validação extensiva e uma avaliação cuidadosa tanto em contextos pré-clínicos como clínicos.

### 3.5.2 Mecanismos de entrega:

A entrega efectiva dos componentes CRISPR (sgRNA e proteína Cas9) às células alvo é outro obstáculo significativo. Estão a ser explorados vários métodos de entrega, incluindo vectores virais, nanopartículas e electroporação, mas cada método tem o seu próprio conjunto de limitações. Por exemplo, os vectores virais podem induzir respostas imunitárias, enquanto os métodos não virais podem ter uma baixa eficiência de transfecção. Além disso, a entrega de componentes CRISPR in vivo coloca desafios adicionais, tais como garantir o direcionamento preciso para tecidos específicos e evitar a degradação por nucleases. O desenvolvimento de sistemas de entrega eficientes e seguros continua a ser crucial para o êxito da aplicação do CRISPR no desenvolvimento de medicamentos.

### 3.5.3 Preocupações éticas e regulamentares:

As implicações éticas da edição de genes, particularmente em células da linha germinal humana, representam um desafio substancial para a adoção mais alargada da tecnologia CRISPR. O potencial para alterações hereditárias levanta questões sobre as consequências a longo prazo da edição da linha germinal, levando a preocupações sobre alterações genéticas não intencionais e o potencial para "bebés de design". Além disso, a existência de diferentes quadros regulamentares nos vários países complica os processos de aprovação de terapias baseadas em CRISPR, criando incerteza para os investigadores e programadores. Um quadro ético sólido e diretrizes regulamentares claras são essenciais para lidar eficazmente com estas preocupações.

### 3.5.4 Conhecimento limitado das doenças complexas:

Embora o CRISPR tenha feito progressos no tratamento de doenças de um único gene, muitas doenças complexas, como a diabetes e as doenças neurodegenerativas, envolvem múltiplos genes e redes reguladoras intrincadas. A natureza multifatorial destas doenças torna difícil a aplicação do CRISPR como estratégia terapêutica. É necessário um conhecimento mais profundo das interações genéticas e ambientais que contribuem para as doenças complexas para utilizar a CRISPR de forma eficaz nestes contextos.

### 3.5.5 Limitações técnicas e variabilidade:

A tecnologia CRISPR está em constante evolução e, embora tenha demonstrado capacidades notáveis, persistem limitações técnicas. Por exemplo, a eficiência da edição de genes pode variar significativamente entre diferentes tipos de células e organismos. Além disso, o desenvolvimento de sistemas CRISPR da próxima geração, como o CRISPR/Cas12 e o CRISPR/Cas13, tem como objetivo aumentar a especificidade e a funcionalidade, mas estas tecnologias estão ainda em fase de investigação. À medida que o campo avança, a otimização e normalização contínuas das técnicas CRISPR serão essenciais para aumentar a sua aplicabilidade no desenvolvimento de medicamentos.

### 3.5.6 Implicações sociais e perceção pública:

A perceção pública da tecnologia CRISPR desempenha um papel crucial na sua aceitação e adoção no desenvolvimento de medicamentos. As preocupações com a potencial utilização indevida das tecnologias de edição de genes, bem como os receios em torno da discriminação genética e da bioética, podem influenciar o financiamento, as prioridades de investigação e as políticas regulamentares. Envolver o público em debates sobre os benefícios e riscos associados ao CRISPR é vital para promover um diálogo informado e a confiança na tecnologia.

## 3.6 AVANÇOS E INOVAÇÕES RECENTES NA TECNOLOGIA CRISPR

A tecnologia CRISPR continua a evoluir rapidamente, com avanços recentes que aumentam a sua precisão, eficiência e versatilidade no desenvolvimento de medicamentos e na investigação genética. Uma das inovações mais significativas é o desenvolvimento de sistemas CRISPR de próxima geração, como o CRISPR/Cas12 e o CRISPR/Cas13. Estes sistemas oferecem uma maior especificidade e funcionalidade em comparação com a plataforma CRISPR/Cas9 tradicional. Por exemplo, o Cas12 apresenta uma gama de alvos mais alargada e efeitos fora do alvo reduzidos, o que o torna um candidato promissor para aplicações terapêuticas.

### 3.6.1 Edição de base:

Outro avanço inovador é a edição de bases, uma tecnologia que permite a conversão de um par de bases de ADN noutro par de bases sem causar quebras de cadeia dupla. Esta inovação permite correcções precisas de mutações pontuais, que são responsáveis por inúmeras doenças genéticas. A edição de bases apresenta uma alternativa mais segura aos métodos CRISPR tradicionais, minimizando o risco de edições não intencionais.

### 3.6.2 Edição principal:

A edição primária, muitas vezes referida como a "ferramenta perfeita de edição de genes", permite modificações mais precisas com menos efeitos indesejados. Esta técnica inovadora pode inserir ou eliminar sequências específicas dentro de um genoma sem criar quebras de cadeia dupla, reduzindo assim a probabilidade de erros durante o processo de edição.

### 3.6.3 Sistemas de distribuição melhorados:

As inovações nos métodos de administração também registaram progressos significativos. Os investigadores estão a desenvolver novas nanopartículas e vectores virais concebidos para melhorar a entrega direcionada dos componentes CRISPR, garantindo uma maior eficiência na edição genética. Estes sistemas avançados de administração têm como objetivo ultrapassar os desafios associados às aplicações in vivo, abrindo caminho para ensaios clínicos bem sucedidos.

### 3.6.4 Aplicações em terapêutica:

Ensaios clínicos recentes que utilizam tecnologias CRISPR, como os que visam doenças genéticas como a anemia falciforme e a beta-talassemia, demonstram o potencial do CRISPR em aplicações terapêuticas. À medida que a investigação prossegue, espera-se que estes avanços conduzam a tratamentos mais eficazes e adaptados a várias doenças.

## 3.7 DIRECÇÕES FUTURAS DA TECNOLOGIA CRISPR:

À medida que a tecnologia CRISPR continua a avançar, as suas direcções futuras prometem expandir as suas aplicações na medicina, agricultura e biotecnologia. Várias áreas-chave de desenvolvimento têm um potencial significativo para transformar a forma como abordamos a edição de genes e a terapêutica.

### 3.7.1 Aumentar a precisão e a especificidade:

Um dos principais objectivos da investigação em curso é melhorar a precisão e a especificidade dos sistemas CRISPR. Os avanços futuros podem envolver o aperfeiçoamento das ferramentas CRISPR existentes, como Cas9, Cas12 e Cas13, para minimizar ainda mais os efeitos fora do alvo. Os investigadores estão a explorar o desenvolvimento de novas proteínas associadas ao CRISPR e de variantes modificadas que podem alcançar edições mais precisas com menos consequências indesejadas. Esta melhoria é crucial para a aplicação segura do

CRISPR em contextos clínicos, particularmente para terapias genéticas dirigidas a doenças complexas.

### 3.7.2 Aplicações terapêuticas em expansão:

O futuro do CRISPR irá provavelmente assistir a uma expansão das suas aplicações terapêuticas, particularmente no tratamento de doenças genéticas, cancros e doenças infecciosas. Os investigadores pretendem desenvolver terapias baseadas em CRISPR para doenças atualmente consideradas intratáveis. Os esforços contínuos na edição de genes para aplicações somáticas e germinativas podem levar a avanços na medicina personalizada, permitindo tratamentos adaptados à constituição genética de um indivíduo.

### 3.7.3 Integração com outras tecnologias:

A integração da tecnologia CRISPR com outras abordagens inovadoras, como a inteligência artificial (IA), também desempenhará um papel fundamental no seu futuro. A IA pode ajudar a prever os resultados da edição de genes e a otimizar a conceção do RNA-guia, conduzindo a edições de genes mais eficientes e direcionadas. A combinação do CRISPR com sistemas de entrega avançados, como a nanotecnologia e as plataformas baseadas em ARNm, aumentará a eficácia das terapias genéticas e permitirá aplicações clínicas mais generalizadas.

### 3.7.4 Considerações éticas e envolvimento do público:

À medida que a tecnologia CRISPR avança, a abordagem das questões éticas continuará a ser uma prioridade. O envolvimento do público e a promoção de debates sobre as implicações da edição de genes serão essenciais para ganhar confiança e aceitação destas tecnologias. O estabelecimento de quadros regulamentares abrangentes que garantam uma utilização segura e responsável do CRISPR será também crucial à medida que o domínio evolui.

## 3.8 ESTUDOS DE CASOS DE MEDICAMENTOS INOVADORES QUE UTILIZAM A TECNOLOGIA CRISPR:

A tecnologia CRISPR conduziu a avanços significativos no desenvolvimento de medicamentos, especialmente no tratamento de doenças genéticas e de certos tipos de cancro. Seguem-se alguns casos de estudo notáveis que realçam o seu potencial transformador.

### 3.8.1 Tratamento da doença falciforme:

Uma das aplicações mais promissoras do CRISPR é o tratamento da doença falciforme (SCD). Num ensaio clínico histórico, investigadores da Universidade da Califórnia, em Berkeley, e da Universidade da Pensilvânia utilizaram o CRISPR para editar as células estaminais hematopoiéticas de doentes com SCD. Ao corrigir a mutação responsável pela doença, as células editadas foram reintroduzidas no organismo dos doentes. Os resultados do acompanhamento mostraram que os doentes registaram uma redução significativa dos sintomas e deixaram de necessitar de transfusões de sangue regulares. Este estudo demonstrou o potencial do CRISPR como terapia curativa para a SCD e abriu caminhos para tratamentos semelhantes noutras doenças genéticas.

### 3.8.2 Terapia com células T CAR para o cancro:

A tecnologia CRISPR também tem sido utilizada para melhorar as terapias com células T CAR, que são concebidas para atingir e destruir células cancerígenas. Em 2020, uma equipa da Universidade da Califórnia, em São Francisco, utilizou a tecnologia CRISPR para criar células T que expressassem receptores de antigénios quiméricos (CAR), eliminando simultaneamente genes que inibem a função das células T. Esta abordagem inovadora conduziu a respostas anti-tumorais mais eficazes em modelos pré-clínicos.

# CAPÍTULO 4: QUÍMICA COMPUTACIONAL E MODELAÇÃO MOLECULAR

## 4.1 INTRODUÇÃO À QUÍMICA COMPUTACIONAL:

A química computacional é um ramo da química que utiliza simulações em computador para resolver problemas químicos complexos e prever o comportamento molecular. Ao aplicar modelos matemáticos e química teórica, permite aos investigadores estudar estruturas moleculares, interações e reacções a nível atómico sem necessidade de experiências físicas. Na descoberta de medicamentos, a química computacional desempenha um papel crucial, acelerando a identificação de potenciais candidatos a medicamentos, prevendo interações medicamentosas e optimizando compostos. Técnicas como a modelação molecular, a mecânica quântica e a dinâmica molecular ajudam os cientistas a compreender as propriedades das moléculas, abrindo caminho a estratégias inovadoras de conceção e desenvolvimento de medicamentos.

## 4.2 TÉCNICAS DE MODELAÇÃO MOLECULAR:

A modelação molecular é uma ferramenta vital na química computacional, permitindo aos investigadores visualizar e simular o comportamento das moléculas e as suas interações. Estas técnicas fornecem informações sobre as estruturas moleculares, as reacções químicas e as propriedades físicas dos compostos. Existem duas abordagens principais: **a mecânica quântica (QM)** e **a mecânica molecular (MM)**.

### 4.2.1 Métodos de Mecânica Quântica (MQ):

Os métodos de mecânica quântica centram-se na estrutura eletrónica das moléculas. Os métodos **ab initio**, como Hartree-Fock e post-Hartree-Fock, calculam as propriedades moleculares com base apenas em princípios físicos fundamentais, sem parâmetros empíricos. **A Teoria do Funcional da Densidade (DFT)** é outra abordagem de mecânica quântica amplamente utilizada que aproxima a densidade eletrónica em vez das funções de onda. Estes métodos são altamente precisos para pequenas moléculas, o que os torna essenciais para compreender os mecanismos de reação, as distribuições de electrões e as ligações moleculares.

### 4.2.2 Métodos de Mecânica Molecular (MM):

A mecânica molecular, por outro lado, trata as moléculas como um conjunto de átomos unidos por ligações, modeladas com campos de força empíricos. Os campos de força, como o AMBER e o CHARMM, estimam as energias moleculares com base nos comprimentos, ângulos e torções das ligações, proporcionando uma forma computacionalmente eficiente de simular biomoléculas de maiores dimensões, como as proteínas e os ácidos nucleicos. A MM é frequentemente utilizada em aplicações como **minimização de energia, análise conformacional** e simulações de **dinâmica molecular**.

### 4.2.3 Abordagens híbridas QM/MM:

Para combinar a precisão da mecânica quântica e a eficiência da mecânica molecular, são frequentemente utilizados **métodos híbridos QM/MM**. Estas abordagens permitem uma análise detalhada a nível quântico dos principais locais reactivos, modelando simultaneamente o ambiente circundante com a mecânica molecular, o que as torna ideais para o estudo dos mecanismos enzimáticos e de grandes sistemas biomoleculares. As técnicas de modelização molecular são indispensáveis na descoberta de medicamentos, permitindo a conceção, o rastreio e a otimização de candidatos a medicamentos a nível molecular.

## 4.3 CONCEPÇÃO DE MEDICAMENTOS BASEADA NA ESTRUTURA (SBDD):

A conceção de medicamentos com base na estrutura (SBDD) é uma abordagem poderosa na descoberta de medicamentos que utiliza a estrutura tridimensional de alvos biológicos, normalmente proteínas, para conceber e otimizar novos compostos terapêuticos. A SBDD baseia-se no princípio de que a compreensão da estrutura molecular de um alvo pode ajudar a identificar ou conceber moléculas que se ligam especificamente a esse alvo, influenciando a sua atividade biológica.

### 4.3.1 Interações ligando-recetor:

A SBDD centra-se principalmente nas **interações ligando-recetor**, em que uma pequena molécula (ligando) se liga a um local específico de uma proteína (recetor), frequentemente designado por local ativo ou de ligação. Ao analisar estas interações, os investigadores podem conceber medicamentos que inibam ou activem a função biológica da proteína-alvo, dependendo da necessidade terapêutica.

### 4.3.2 Docagem molecular:

Uma técnica fundamental no SBDD é a **docagem molecular**, que simula a ligação de potenciais moléculas de fármacos ao sítio ativo do alvo. Os algoritmos de docking prevêem a forma como uma pequena molécula se adapta ao local de ligação, estimando a afinidade de ligação e fornecendo informações sobre a orientação e as interações da molécula com a proteína. Os estudos de docking permitem o rastreio virtual de grandes bibliotecas químicas, acelerando significativamente o processo de descoberta de medicamentos ao identificar precocemente candidatos a medicamentos promissores.

### 4.3.3 Estudos de caso em SBDD:

A SBDD tem sido fundamental no desenvolvimento de vários medicamentos de sucesso, incluindo inibidores da protease do VIH e inibidores da quinase utilizados na terapia do cancro. Ao visar enzimas ou receptores específicos, estes medicamentos bloqueiam eficazmente as vias da doença.

## 4.4 CONCEPÇÃO DE MEDICAMENTOS COM BASE EM LIGANDOS (LBDD):

A conceção de medicamentos com base em ligandos (LBDD) é uma abordagem na descoberta de medicamentos que se centra nas propriedades químicas de compostos activos conhecidos, ou ligandos, para conceber novos medicamentos. Ao contrário da conceção de medicamentos baseada na estrutura (SBDD), que se baseia na estrutura tridimensional da proteína-alvo, a LBDD não requer o conhecimento da estrutura do alvo. Em vez disso, utiliza informações de moléculas que se sabe interagirem com o alvo para prever ou conceber novas moléculas com atividade biológica semelhante.

### 4.4.1 Modelação de farmacóforos:

Uma das principais técnicas do LBDD é a **modelização do farmacóforo**, que identifica as principais caraterísticas químicas responsáveis pela interação de um composto com um alvo biológico. Estas caraterísticas, tais como dadores de ligações de hidrogénio, regiões hidrofóbicas ou grupos carregados, são utilizadas como modelo para conceber ou procurar novos compostos com atributos semelhantes.

### 4.4.2 Relação quantitativa estrutura-atividade (QSAR):

Outro método fundamental no LBDD é a **relação quantitativa estrutura-atividade (QSAR)**. Os modelos QSAR relacionam matematicamente a estrutura química de uma molécula com a sua atividade biológica. Ao analisar os descritores moleculares de compostos activos, os modelos QSAR prevêem a atividade de novos compostos, orientando a conceção de potenciais candidatos a medicamentos.

## 4.5 SIMULAÇÕES DE DINÂMICA MOLECULAR (MD):

As simulações de Dinâmica Molecular (MD) são uma técnica computacional utilizada para estudar os movimentos físicos de átomos e moléculas ao longo do tempo, fornecendo informações pormenorizadas sobre o comportamento dinâmico dos sistemas biomoleculares. Na descoberta de medicamentos, as simulações MD são cruciais para compreender a flexibilidade, as alterações conformacionais e as interações de moléculas biológicas como as proteínas, os ácidos nucleicos e os ligandos. Aplicando a mecânica clássica, as simulações MD modelam a forma como os átomos de uma molécula se movem de acordo com as leis do movimento de Newton, considerando forças como o alongamento de ligações, a flexão de ângulos e as interações não covalentes. Estas simulações geram trajectórias resolvidas no tempo que revelam como uma molécula se comporta em diferentes ambientes, como num solvente ou ligada a um recetor. Uma das vantagens significativas da MD é a sua capacidade de captar a flexibilidade e o movimento naturais das biomoléculas, que muitas vezes não são visíveis em estruturas estáticas como a cristalografia de raios X ou a RMN. Isto é particularmente importante na descoberta de medicamentos, em que o local de ligação de uma proteína pode mudar de conformação após a interação com um ligando, afectando a afinidade de ligação do medicamento. Além disso, as simulações MD ajudam a compreender a dobragem das proteínas, a estabilidade e as vias das interações moleculares, que são vitais para a conceção de medicamentos eficazes. As técnicas avançadas, como a **amostragem melhorada** e **os cálculos de energia livre**, podem prever a afinidade de ligação dos candidatos a fármacos, melhorando a exatidão dos esforços de conceção de fármacos. A MD também é utilizada para avaliar as propriedades dos candidatos a fármacos, como a solubilidade, a permeabilidade e a toxicidade, simulando o seu comportamento em condições fisiológicas. Em geral, as simulações MD fornecem uma visão dinâmica das interações moleculares, complementando outras técnicas computacionais para aperfeiçoar a conceção de medicamentos e acelerar a identificação de candidatos a medicamentos promissores.

## 4.6 CÁLCULOS DE ENERGIA LIVRE:

Os cálculos de energia livre são uma ferramenta essencial na descoberta computacional de medicamentos, utilizada para quantificar a termodinâmica das interações moleculares, em particular a afinidade de ligação entre um candidato a medicamento e a sua proteína alvo. Ao calcular a diferença de energia livre entre os estados ligado e não ligado de um ligando, estes métodos oferecem uma previsão mais exacta do grau de ligação de um medicamento ao seu alvo. A energia livre, que combina as contribuições entálpicas (calor) e entrópicas (desordem), ajuda a prever a estabilidade dos complexos moleculares em condições fisiológicas. Técnicas como a **Integração Termodinâmica (TI)**, **a Perturbação da Energia Livre (FEP)** e **a Mecânica Molecular/Área de Superfície de Poisson-Boltzmann (MM/PBSA)** são amplamente utilizadas para estimar as afinidades de ligação e classificar os candidatos a fármacos. A FEP, por exemplo, mede a forma como a energia livre se altera quando é feita uma pequena modificação química numa molécula, o que a torna particularmente útil para estudos de relação estrutura-atividade (SAR) na otimização de pistas. Estes cálculos são muito valiosos para o refinamento de pistas, permitindo aos investigadores avaliar pequenas alterações na estrutura de um fármaco e prever como estas alterações influenciam a ligação sem procedimentos experimentais dispendiosos. Além disso, **os cálculos de energia livre alquímica** podem simular a transformação de uma molécula noutra, ajudando a orientar as modificações químicas para uma melhor eficácia do medicamento. Embora computacionalmente dispendiosos, os avanços no hardware e nos algoritmos tornaram os cálculos de energia livre cada vez mais práticos para projectos de descoberta de medicamentos. Estes métodos complementam as simulações de acoplamento molecular e de dinâmica molecular (MD), oferecendo uma visão mais quantitativa dos pontos fortes de ligação, ultrapassando limitações como os pressupostos rígidos dos receptores utilizados nos estudos de acoplamento. Ao integrar cálculos de energia livre, os investigadores podem melhorar significativamente a previsão das afinidades de ligação, identificar potenciais candidatos a fármacos com maior precisão e compreender melhor as forças moleculares que determinam as interações fármaco-alvo. Isto acelera o processo de desenvolvimento de medicamentos, reduzindo a necessidade de tentativa e erro em experiências laboratoriais.

### 4.7 Conceção de medicamentos assistida por computador (CADD):

A conceção de fármacos assistida por computador (CADD) é uma tecnologia essencial na moderna descoberta de fármacos, que utiliza ferramentas computacionais para simplificar o processo de identificação e otimização de compostos terapêuticos. Ao simular interações moleculares e processos biológicos, a CADD reduz significativamente o tempo, o custo e a complexidade tradicionalmente associados ao desenvolvimento de medicamentos. As duas principais abordagens no âmbito da CADD são a **conceção de fármacos com base na estrutura (SBDD)** e **a conceção de fármacos com base nos ligandos (LBDD)**, ambas as quais utilizam o poder computacional para prever a eficácia e a segurança de potenciais fármacos antes de estes entrarem nos ensaios clínicos. Na **conceção de medicamentos com base na estrutura (SBDD)**, a estrutura 3D de uma proteína-alvo é utilizada para conceber moléculas que se possam ligar especificamente ao seu sítio ativo. Técnicas como a **docagem molecular** são utilizadas para prever as conformações de ligação mais favoráveis de um candidato a fármaco no local de ligação da proteína-alvo. As pontuações de docking ajudam a classificar os compostos com base nas suas afinidades de ligação previstas, permitindo aos investigadores concentrarem-se nos candidatos mais promissores. O SBDD também se baseia em **simulações de dinâmica molecular (MD)**, que captam a flexibilidade tanto do fármaco como da proteína, oferecendo informações sobre a forma como as alterações conformacionais afectam a ligação e a estabilidade. Estas técnicas têm sido fundamentais no desenvolvimento de fármacos para doenças em que existe informação estrutural detalhada sobre a proteína-alvo, como os inibidores da protease do VIH e as terapias contra o cancro. Por outro lado, **a conceção de medicamentos com base em ligandos (LBDD)** é utilizada quando a estrutura do alvo é desconhecida, mas existem dados suficientes sobre compostos activos. **A modelação de farmacóforos** e a análise **da relação quantitativa estrutura-atividade (QSAR)** são ferramentas fundamentais no LBDD. Os modelos de farmacóforos identificam caraterísticas essenciais - tais como dadores de ligações de hidrogénio ou regiões hidrofóbicas - comuns aos compostos activos, criando um modelo para a conceção de novas moléculas. Os modelos QSAR, por sua vez, utilizam relações matemáticas entre a estrutura química e a atividade biológica para prever a eficácia de novos compostos. Estas técnicas são valiosas para otimizar os compostos principais, prevendo como as alterações na estrutura podem melhorar a potência, a seletividade ou a farmacocinética.

O CADD também inclui métodos de previsão das propriedades **ADMET (Absorção, Distribuição, Metabolismo, Excreção e Toxicidade)** dos medicamentos, que são cruciais para determinar a viabilidade de um candidato a medicamento. Perfis farmacocinéticos fracos ou preocupações com a toxicidade podem levar ao fracasso de medicamentos promissores em ensaios clínicos, pelo que a previsão precoce utilizando modelos computacionais ajuda a filtrar os candidatos inadequados antes do início de estudos experimentais dispendiosos. A aprendizagem automática e **a inteligência artificial (IA)** estão cada vez mais integradas nos fluxos de trabalho CADD para melhorar a exatidão das previsões

ADMET e descobrir padrões ocultos em grandes conjuntos de dados que podem informar a conceção de medicamentos.

Um dos avanços mais interessantes no CADD é a aplicação crescente da **inteligência artificial (IA)** e da **aprendizagem automática (ML)**. Estas tecnologias analisam grandes quantidades de dados biológicos e químicos, fornecendo modelos preditivos que podem antecipar a forma como um fármaco irá interagir com o seu alvo, identificar potenciais efeitos secundários e otimizar os desenhos moleculares. Os algoritmos de IA podem processar milhões de compostos em campanhas de rastreio virtual, dando prioridade aos candidatos com base nos seus perfis de eficácia e segurança previstos. Além disso, os modelos baseados em IA estão a ser utilizados para conceber compostos totalmente novos com propriedades específicas, acelerando ainda mais o processo de descoberta de medicamentos.

Apesar das suas muitas vantagens, o CADD não está isento de desafios. A exatidão dos modelos computacionais depende em grande medida da qualidade dos dados de entrada, e uma informação estrutural incompleta ou inexacta pode levar a previsões pouco fiáveis. Além disso, embora a CADD reduza significativamente o número de compostos que necessitam de validação experimental, não pode substituir totalmente os ensaios in vitro ou in vivo.

Em resumo, a CADD é uma componente essencial da moderna descoberta de medicamentos, permitindo a rápida conceção e otimização de compostos terapêuticos. Ao integrar abordagens baseadas na estrutura e no ligando com IA, dinâmica molecular e previsões ADMET, a CADD aumenta a eficiência e a precisão da conceção de medicamentos. À medida que as tecnologias computacionais continuam a avançar, a CADD tornar-se-á ainda mais essencial para o desenvolvimento de medicamentos mais seguros e eficazes.

## 4.8 MODELAÇÃO HOMOLÓGICA:

A modelação por homologia, também conhecida como modelação comparativa, é uma técnica computacional utilizada para prever a estrutura tridimensional (3D) de uma proteína com base nas estruturas conhecidas de proteínas homólogas relacionadas. Este método é particularmente valioso na descoberta de fármacos e na biologia estrutural, uma vez que permite aos investigadores obter informações sobre a base molecular da função das proteínas, facilitar a conceção de novos fármacos e compreender os mecanismos das doenças.

### 4.8.1 Princípios da modelação homológica:

O princípio subjacente à modelação por homologia baseia-se na observação de que as proteínas com sequências semelhantes apresentam frequentemente estruturas semelhantes. Quando a sequência de aminoácidos de uma proteína alvo (a proteína de interesse) partilha um nível significativo de identidade com uma ou mais proteínas de estrutura conhecida (proteínas modelo), é provável que a proteína alvo adopte uma conformação semelhante. O grau de identidade da sequência é crucial; geralmente, uma identidade de sequência de 30% ou superior é considerada adequada para uma modelação fiável.

**A modelação de homologia envolve normalmente várias etapas fundamentais:**

- **Identificação do modelo**: O primeiro passo é identificar estruturas modelo adequadas a partir de bases de dados como o Protein Data Bank (PDB). Podem ser utilizadas ferramentas como o BLAST (Basic Local Alignment Search Tool) ou o HHPred para encontrar proteínas homólogas com estruturas conhecidas.

- **Alinhamento de sequências**: Uma vez identificado um modelo adequado, o passo seguinte é alinhar as sequências de aminoácidos das proteínas alvo e modelo. O alinhamento exato é essencial para uma modelação bem sucedida, uma vez que determina quais os resíduos do alvo que correspondem aos do modelo.

- **Construção do modelo**: Com as sequências alinhadas, é gerado um modelo 3D da proteína alvo, copiando as coordenadas da estrutura modelo para os resíduos alinhados correspondentes na sequência alvo. Várias ferramentas e software de modelação, como o MODELLER, Swiss-Model ou PyMOL, facilitam este passo. Além disso, pode ser necessário modelar explicitamente os loops e as regiões sem equivalentes estruturais, utilizando técnicas como a minimização da energia.

- **Refinamento do modelo**: O modelo de homologia inicial pode necessitar de refinamento para melhorar a sua qualidade. Isto envolve a minimização de energia e simulações de dinâmica molecular para otimizar a geometria e a estabilidade do modelo. Esta etapa garante que o modelo representa com exatidão a conformação potencial da proteína alvo em condições fisiológicas.

- **Validação do modelo**: A etapa final consiste em validar o modelo, avaliando a sua fiabilidade e precisão. Várias ferramentas de validação podem analisar a geometria do modelo, verificar a existência de conflitos estéricos e avaliar a qualidade estrutural global. As métricas de validação normalmente utilizadas incluem o gráfico de Ramachandran, que fornece informações sobre a conformação da espinha dorsal da proteína, e o desvio da raiz do quadrado médio (RMSD), que mede as diferenças entre as estruturas modeladas e experimentais.

### 4.8.2 Aplicações da modelação homológica na descoberta de medicamentos:

A modelação homológica tem inúmeras aplicações na descoberta e conceção de medicamentos:

- **Identificação de alvos**: Ao prever a estrutura das proteínas envolvidas nas vias de doença, os investigadores podem identificar novos alvos terapêuticos para o desenvolvimento de medicamentos.
- **Identificação de compostos principais**: Os modelos de homologia permitem o rastreio virtual baseado na estrutura, em que grandes bibliotecas de compostos podem ser acopladas ao local ativo modelado de uma proteína alvo, permitindo aos investigadores identificar potenciais compostos líderes que podem inibir ou ativar o alvo.
- **Compreender as interações proteína-fármaco**: Ao estudar a estrutura modelada da proteína, os investigadores podem obter informações sobre a forma como os fármacos interagem com os seus alvos a nível molecular, informando a otimização de pistas e melhorando a eficácia dos fármacos.
- **Conceção de mutantes**: A modelação por homologia também pode ajudar a conceber e estudar mutantes de uma proteína, fornecendo informações sobre a forma como as alterações específicas dos aminoácidos afectam a estrutura e a função da proteína.

## CAPÍTULO 5: RASTREIO DE ELEVADO RENDIMENTO (HTS) E AUTOMATIZAÇÃO

### 5.1 INTRODUÇÃO AO RASTREIO DE ELEVADO RENDIMENTO (HTS):

O High-Throughput Screening (HTS) é um método poderoso utilizado na descoberta de medicamentos para identificar rapidamente compostos bioactivos a partir de grandes bibliotecas químicas. Ao utilizar sistemas automatizados e técnicas analíticas avançadas, o HTS permite aos investigadores avaliar a atividade biológica ou bioquímica de milhares a milhões de compostos num curto espaço de tempo. A HTS é essencial para as fases iniciais da descoberta de medicamentos, uma vez que ajuda a identificar compostos de sucesso que interagem com alvos biológicos, que podem então ser optimizados em pistas para o desenvolvimento terapêutico.

### 5.2 PRINCÍPIOS DA STS:

A HTS funciona expondo um alvo biológico - como uma enzima, um recetor ou uma proteína - a uma vasta gama de pequenas moléculas, extractos biológicos ou outros compostos químicos. O objetivo é observar como estes compostos afectam a atividade do alvo, identificando os que têm efeitos desejáveis (compostos de sucesso). A HTS baseia-se em vários princípios fundamentais:

Conceção do ensaio: A escolha do ensaio biológico correto é fundamental, uma vez que deve medir de forma fiável a interação entre o alvo e os compostos testados. Estes ensaios podem basear-se em várias leituras biológicas, incluindo a inibição de enzimas, a ligação a receptores ou a expressão genética.

Bibliotecas de compostos: O sucesso da HTS também depende da qualidade e diversidade da biblioteca de compostos. As bibliotecas são normalmente constituídas por pequenas moléculas, péptidos ou produtos naturais, cada um com propriedades estruturais e químicas únicas.

Automação e robótica: O HTS não seria possível sem automação. A robótica é utilizada para manipular e dispensar compostos em placas de ensaio, aumentando o rendimento e garantindo resultados consistentes em milhares de testes.

Análise de dados: Dado o grande volume de dados gerados, são necessárias ferramentas avançadas de análise de dados e bioinformática para processar os resultados, eliminar falsos positivos e dar prioridade aos compostos de sucesso para estudo posterior.

### 5.3 TIPOS DE ENSAIOS HTS:

Existem vários tipos de ensaios HTS, cada um adaptado a alvos biológicos ou objectivos de investigação específicos:

Ensaios baseados em células: Estes ensaios utilizam células vivas para medir o efeito de um composto nas funções celulares, como o crescimento, a apoptose ou as vias de sinalização. Os ensaios baseados em células são vantajosos porque fornecem uma visão mais holística da atividade biológica de um composto num contexto celular.

Ensaios bioquímicos: Os ensaios bioquímicos, pelo contrário, centram-se na interação direta entre um composto e um alvo específico, como uma enzima ou um recetor, num sistema simplificado. Estes ensaios são normalmente mais rápidos e fáceis de interpretar do que os ensaios baseados em células.

Triagem de alto conteúdo (HCS): A HCS é uma forma especializada de HTS que integra a análise baseada em imagens, permitindo uma investigação mais detalhada das respostas celulares aos compostos, incluindo alterações na morfologia celular, estrutura de organelos ou localização de proteínas.

Triagem baseada em alvo vs. triagem fenotípica: O rastreio baseado no alvo centra-se em compostos que se ligam a um alvo molecular específico, como um recetor ou uma enzima, enquanto o rastreio fenotípico avalia os efeitos dos compostos num fenótipo biológico complexo, como a morte ou diferenciação celular, sem um alvo predefinido.

## 5.4 PLATAFORMAS E TECNOLOGIAS HTS:

É utilizada uma variedade de plataformas e tecnologias HTS para efetuar o rastreio em grande escala:

Tecnologia de microplacas: O HTS utiliza normalmente microplacas com 96, 384 ou 1.536 poços, permitindo que vários compostos sejam testados simultaneamente. São utilizados sistemas automatizados de manuseamento de líquidos para distribuir os compostos nos poços.

Sistemas de deteção: Para medir o efeito dos compostos, o HTS utiliza uma série de métodos de deteção, como a luminescência, a fluorescência, a absorvância ou a marcação radioactiva. A escolha do sistema de deteção depende da natureza do ensaio e da sensibilidade necessária.

Polarização por fluorescência (FP): A FP mede a ligação de pequenas moléculas a grandes biomoléculas através da deteção de alterações na rotação da luz polarizada, fornecendo um método de elevado rendimento para monitorizar as interações.

Espectrometria de massa: Embora menos comum em HTS, a espetrometria de massa pode ser utilizada para a identificação de alto rendimento de interações composto-alvo, particularmente em estudos metabolómicos.

Tecnologias sem rótulos: Estas incluem técnicas como a ressonância plasmónica de superfície (SPR) e a calorimetria de titulação isotérmica (ITC), que permitem a medição direta de eventos de ligação sem necessidade de marcação, reduzindo as interferências e os artefactos.

## 5.5 AUTOMATIZAÇÃO EM HTS:

A automatização é a espinha dorsal do HTS, tornando possível o rastreio de grandes bibliotecas de compostos de forma eficiente e reprodutível:

Sistemas de Robótica: Os braços robóticos e os robôs de manuseamento de líquidos são utilizados para automatizar a distribuição, a mistura e a incubação de amostras. Isto reduz o erro humano e aumenta a velocidade dos ensaios.

Gestão integrada do fluxo de trabalho: As plataformas HTS modernas integram vários sistemas automatizados para otimizar os fluxos de trabalho, desde a preparação de compostos até à aquisição de dados. Estas plataformas incluem frequentemente manipuladores de líquidos, leitores de placas e sistemas de armazenamento.

Miniaturização: Uma das principais tendências em HTS é a miniaturização dos ensaios, o que reduz o uso de reagentes e aumenta o rendimento. Formatos miniaturizados, como placas de 1.536 poços, permitem que milhares de compostos sejam testados em paralelo usando pequenos volumes de amostra.

Automatização no processamento de dados: A automatização vai para além da manipulação física das amostras. Plataformas de software sofisticadas tratam da recolha, análise e interpretação de dados. Estas ferramentas ajudam a eliminar os falsos positivos, a corrigir os erros e a dar prioridade aos resultados para validação posterior.

## 5.6 BIBLIOTECAS DE RASTREIO:

A diversidade e a qualidade da biblioteca de compostos são cruciais para o sucesso da HTS:

Bibliotecas químicas: As bibliotecas químicas são compostas por pequenas moléculas com diversas propriedades estruturais. Muitas bibliotecas são concebidas para abranger um espaço químico alargado, aumentando a probabilidade de encontrar resultados positivos.

Bibliotecas de produtos naturais: Os produtos naturais têm sido historicamente uma fonte rica de compostos bioactivos. Atualmente, as plataformas HTS analisam bibliotecas de produtos naturais, incluindo extractos de plantas, organismos marinhos e metabolitos microbianos.

Bibliotecas direcionadas: Algumas bibliotecas são enriquecidas com compostos que visam classes de proteínas ou vias biológicas específicas, como inibidores de cinase ou ligandos de receptores acoplados à proteína G (GPCR). Estas bibliotecas podem ser adaptadas para esforços específicos de descoberta de medicamentos.

## 5.7 TRATAMENTO E ANÁLISE DE DADOS EM HTS:

Os enormes conjuntos de dados gerados pelo HTS exigem ferramentas e metodologias analíticas avançadas:

Identificação e validação dos compostos de sucesso: Após o rastreio inicial, os potenciais compostos de sucesso são identificados com base na sua atividade contra o alvo. São utilizados métodos estatísticos, como a análise do fator Z, para avaliar a qualidade do ensaio e identificar os compostos que apresentam uma atividade significativa acima do ruído de fundo.

Priorização de hits: Os sucessos são ainda analisados quanto à seletividade, potência e propriedades semelhantes às dos medicamentos. Os ensaios secundários, como os estudos de dose-resposta, são utilizados para confirmar a atividade dos hits e eliminar os falsos positivos.

Aprendizagem automática em HTS: Os algoritmos de aprendizagem automática estão a ser cada vez mais utilizados para prever compostos de sucesso e otimizar os parâmetros de rastreio. Estes modelos podem analisar os dados de HTS de forma mais eficiente, identificar padrões ocultos e orientar a seleção de bibliotecas de compostos para futuros rastreios.

## 5.8 AUTOMAÇÃO NA TRIAGEM SECUNDÁRIA E OPTIMIZAÇÃO DE CHUMBO:

Uma vez identificados os êxitos, a automatização continua a desempenhar um papel no rastreio secundário e na otimização dos resultados:

High-Content Screening (HCS): O HCS integra a microscopia automatizada e a análise de imagens para avaliar os efeitos dos compostos nas funções celulares com maior pormenor. A HCS é útil no rastreio secundário para explorar os mecanismos de ação dos compostos de sucesso.

Estudos de Relação Estrutura-Atividade (SAR): São utilizadas plataformas automatizadas para realizar estudos SAR, em que são feitas pequenas modificações na estrutura química dos compostos de sucesso para otimizar a sua atividade biológica.

Otimização do composto principal: A automatização permite a síntese e o teste rápidos de compostos análogos para otimizar a potência, a seletividade e a farmacocinética. Os sistemas robóticos e as ferramentas de desenho de fármacos assistido por computador (CADD) podem gerar um grande número de análogos para rastreio.

## 5.9 DESAFIOS E LIMITAÇÕES DA HTS:

Embora o HTS seja uma ferramenta poderosa, enfrenta vários desafios:

Falsos positivos e negativos: O grande volume de compostos testados aumenta a probabilidade de falsos positivos (compostos inactivos que parecem activos) e falsos negativos (compostos activos que não são detectados). Uma conceção deficiente do ensaio ou métodos de deteção inadequados podem contribuir para estes erros.

Custo e recursos intensivos: A HTS requer um investimento significativo em automação, robótica e sistemas de análise de dados. Além disso, o custo de manutenção de grandes bibliotecas de compostos e o elevado consumo de reagentes podem ser proibitivos.

Validação do hit: Os sucessos iniciais necessitam frequentemente de ser submetidos a um extenso rastreio e validação secundários, incluindo testes biológicos e farmacológicos, para confirmar o seu potencial terapêutico. Muitos sucessos falham durante esta fase devido à falta de eficácia ou a propriedades indesejáveis.

## 5.10 INOVAÇÕES EM MATÉRIA DE SEGURANÇA E AUTOMATIZAÇÃO:

Os recentes avanços tecnológicos melhoraram as capacidades HTS:

Tecnologias Microfluídicas e Lab-on-a-Chip: Os sistemas microfluídicos permitem a miniaturização e automatização de ensaios bioquímicos em pequenas pastilhas, aumentando o rendimento e reduzindo os custos. Estes sistemas podem efetuar HTS com volumes de reagentes de apenas picolitros.

Integração da IA e da aprendizagem automática: A IA está a ser cada vez mais integrada nos fluxos de trabalho de HTS para prever interações fármaco-alvo, otimizar bibliotecas de compostos e analisar conjuntos de dados complexos.

Plataformas de rastreio da próxima geração: Os avanços na sequenciação de nova geração (NGS) e os métodos de rastreio baseados em CRISPR estão a criar novas oportunidades para a HTS, particularmente na genómica funcional e na medicina de precisão.

## 5.11 ESTUDOS DE CASOS NA DESCOBERTA DE MEDICAMENTOS BASEADOS EM HTS:

A HTS tem sido fundamental para a descoberta de vários medicamentos de sucesso:

Inibidores da protease do VIH: O HTS foi fundamental na identificação de compostos iniciais que acabaram por conduzir ao desenvolvimento de inibidores da protease do VIH, uma classe de medicamentos anti-retrovirais.

Inibidores da quinase na terapêutica do cancro: O HTS tem sido amplamente utilizado para a despistagem de inibidores da quinase, conduzindo ao desenvolvimento de várias terapêuticas contra o cancro, como o imatinib (Glivec), que visa a quinase BCR-ABL na leucemia mieloide crónica.

# CAPÍTULO 6: TECNOLOGIAS ÓMICAS NA DESCOBERTA DE MEDICAMENTOS

## 6.1 INTRODUÇÃO ÀS TECNOLOGIAS ÓMICAS:

As tecnologias ómicas tornaram-se ferramentas essenciais no processo moderno de descoberta de medicamentos, oferecendo a capacidade de analisar sistematicamente moléculas biológicas em vários níveis de atividade celular. Estas abordagens permitem aos investigadores explorar as complexas redes e vias biológicas envolvidas na saúde e na doença, conduzindo a terapêuticas mais direcionadas e eficazes. Os métodos tradicionais de descoberta de medicamentos, muitas vezes dependentes de alvos ou vias individuais, estão a ser complementados e transformados por dados ómicos, que podem fornecer uma visão holística da forma como as doenças afectam sistemas biológicos inteiros.

## 6.2 A GENÓMICA NA DESCOBERTA DE MEDICAMENTOS:

A genómica, o estudo de todo o conjunto de ADN de um organismo, é uma tecnologia ómica fundamental que teve um grande impacto na descoberta de medicamentos. A sequenciação do genoma humano permitiu a identificação de mutações e polimorfismos genéticos associados a várias doenças, fornecendo um manancial de informações sobre potenciais alvos de medicamentos.

Estudos de associação do genoma (GWAS): Estes estudos identificam correlações entre variações genéticas e doenças, o que pode levar à descoberta de novos alvos para os medicamentos. Os GWAS têm sido fundamentais para a compreensão de doenças complexas como o cancro, a diabetes e as doenças cardiovasculares.

Sequenciação de nova geração (NGS): As tecnologias NGS permitem a sequenciação rápida e económica de genomas, permitindo aos investigadores identificar mutações e alterações que conduzem à progressão da doença. Esta tecnologia conduziu ao desenvolvimento de abordagens de medicina de precisão, em que os tratamentos são adaptados ao perfil genético de cada doente.

CRISPR e Genómica Funcional: A tecnologia CRISPR, que permite a edição precisa do genoma, abriu novas vias para estudos de genómica funcional. Os investigadores podem agora eliminar ou modificar genes específicos para estudar o seu papel na doença e validar alvos de medicamentos, acelerando a identificação de novas intervenções terapêuticas.

## 6.3 TRANSCRIPTÓMICA - CONHECIMENTOS AO NÍVEL DO RNA:

A transcriptómica envolve o estudo do conjunto completo de transcrições de ARN produzidas pelo genoma em condições específicas. Fornece informações sobre os padrões de expressão dos genes e sobre a forma como estes se alteram em resposta a fármacos ou a estados de doença. A sequenciação de ARN (RNA-seq) é a principal tecnologia que impulsiona a investigação transcriptómica.

Perfil da expressão dos genes: Ao analisar quais os genes que estão regulados para cima ou para baixo nos tecidos doentes ou em resposta ao tratamento, a transcriptómica ajuda a identificar biomarcadores para o diagnóstico de doenças e a resposta terapêutica.

RNAs não-codificadores: A descoberta de RNAs não codificantes, como os microRNAs e os RNAs não codificantes longos (lncRNAs), acrescentou uma nova camada de complexidade à descoberta de medicamentos. Estas moléculas regulam a expressão dos genes a nível pós-transcricional e estão envolvidas em numerosas doenças, oferecendo potenciais novos alvos para os medicamentos.

Transcriptómica de célula única: Os estudos transcriptómicos tradicionais calculam a média dos níveis de expressão dos genes numa população de células. A transcriptómica de célula única permite a análise da expressão genética em células individuais, proporcionando uma visão mais profunda da heterogeneidade celular e dos mecanismos moleculares de doenças como o cancro.

## 6.4 PROTEÓMICA NA DESCOBERTA DE MEDICAMENTOS:

A proteómica centra-se no estudo em grande escala das proteínas, as principais moléculas funcionais das células. Uma vez que as proteínas são os alvos diretos da maioria dos medicamentos, a compreensão do proteoma - o conjunto completo de proteínas expressas numa célula, tecido ou organismo - é fundamental para a descoberta de medicamentos.

Espectrometria de massa em proteómica: A espetrometria de massa (MS) é a principal tecnologia utilizada na investigação proteómica. Permite a identificação e quantificação de proteínas, as suas modificações e interações com outras moléculas. A proteómica baseada na MS é inestimável para identificar alvos de medicamentos, compreender os mecanismos dos medicamentos e descobrir biomarcadores de doenças.

Modificações pós-tradução (PTMs): As proteínas sofrem frequentemente modificações pós-traducionais, como a fosforilação ou a glicosilação, que podem regular a sua atividade, estabilidade e interações. As PTMs desempenham um papel significativo nos processos de doença, e a compreensão destas modificações pode levar ao desenvolvimento de terapêuticas direcionadas.

Interações Proteína-Proteína (PPI): Muitos processos celulares são regulados por interações proteína-proteína. A proteómica permite o mapeamento das redes PPI, revelando como as proteínas trabalham em conjunto nas vias de sinalização e como estas interações são perturbadas na doença. Visar as PPI é uma estratégia emergente na descoberta de medicamentos.

## 6.5 METABOLÓMICA: CARACTERIZAÇÃO DAS ALTERAÇÕES METABÓLICAS:

A metabolómica é o estudo de pequenas moléculas, conhecidas como metabolitos, nas células, tecidos ou organismos. Estes metabolitos são os produtos e intermediários do metabolismo celular e os seus níveis podem refletir o estado fisiológico de um organismo. A metabolómica fornece informações cruciais sobre as alterações bioquímicas associadas à doença e ao tratamento.

Biomarcadores metabólicos: As alterações nas concentrações de metabolitos podem servir como biomarcadores para o diagnóstico de doenças, prognóstico e resposta terapêutica. Por exemplo, a metabolómica identificou biomarcadores para o cancro, a diabetes e as doenças cardiovasculares, ajudando no desenvolvimento da medicina de precisão.

Espectrometria de massa e RMN em metabolómica: Tanto a espetrometria de massa como a espetroscopia de ressonância magnética nuclear (RMN) são utilizadas para a caraterização de metabolitos. Estas tecnologias permitem a deteção e quantificação de centenas a milhares de metabolitos, proporcionando uma visão abrangente das alterações metabólicas na doença ou em resposta ao tratamento medicamentoso.

Metabolismo e farmacocinética dos medicamentos (DMPK): A metabolómica desempenha um papel crucial na compreensão do metabolismo e da farmacocinética dos medicamentos. Ao estudar a forma como um medicamento é metabolizado no organismo e ao identificar os seus metabolitos, os investigadores podem otimizar a eficácia do medicamento, reduzir a toxicidade e melhorar os resultados terapêuticos.

## 6.6 EPIGENÓMICA NA DESCOBERTA DE MEDICAMENTOS:

A epigenómica refere-se ao estudo das modificações epigenéticas, como a metilação do ADN e a modificação das histonas, que regulam a expressão genética sem alterar a sequência de ADN subjacente. Estas modificações são hereditárias e reversíveis, o que as torna alvos atractivos para o desenvolvimento de medicamentos.

Metilação do ADN: Os padrões aberrantes de metilação do ADN estão associados a várias doenças, incluindo o cancro. Estão a ser desenvolvidos medicamentos que visam as metiltransferases do ADN, as enzimas responsáveis pela adição de grupos metilo ao ADN, para reverter estas alterações epigenéticas e restaurar a expressão genética normal.

Modificações das histonas: As histonas são proteínas em torno das quais o ADN é enrolado e as suas modificações químicas podem afetar a expressão genética. Os inibidores da histona desacetilase (HDAC), por exemplo, são uma classe de fármacos que modificam a acetilação das histonas e têm-se mostrado promissores na terapia do cancro.

Biomarcadores epigenéticos: Os estudos epigenómicos estão a descobrir biomarcadores para o diagnóstico de doenças e para a resposta terapêutica. Estes biomarcadores podem orientar o desenvolvimento de terapias personalizadas que visam modificações epigenéticas específicas nos doentes.

## 6.7 INTEGRAÇÃO DE ABORDAGENS MULTIÓMICAS:

Embora cada tecnologia ómica forneça informações valiosas, a integração de dados de várias camadas ómicas - como a genómica, a transcriptómica, a proteómica e a metabolómica - pode proporcionar uma compreensão mais abrangente da biologia da doença e da ação dos medicamentos.

Abordagens de biologia de sistemas: A biologia de sistemas combina dados multiómicos para modelar as interações complexas entre genes, proteínas e metabolitos em redes biológicas. Esta visão holística ajuda a identificar os principais nós e vias que podem ser alvo de intervenção terapêutica.

Ferramentas de integração de dados: Foram desenvolvidas várias ferramentas e plataformas computacionais para integrar e analisar dados multiómicos. Estas ferramentas facilitam a identificação de alvos de medicamentos, biomarcadores e os mecanismos subjacentes à resistência ou eficácia dos medicamentos.

## 6.8 A MEDICINA DE PRECISÃO ATRAVÉS DAS CIÊNCIAS ÓMICAS:

A medicina de precisão visa adaptar os tratamentos ao perfil genético, proteómico e metabólico de cada doente. As tecnologias ómicas estão na vanguarda deste esforço, permitindo o desenvolvimento de terapias personalizadas com base na constituição molecular única de cada doente.

Terapia do cancro: No domínio da oncologia, a medicina de precisão já registou progressos significativos. O perfil genómico dos tumores ajuda a identificar mutações específicas que podem ser alvo de medicamentos, como os inibidores da tirosina quinase para o cancro do pulmão com mutações EGFR ou os inibidores PARP para o cancro da mama com mutações BRCA.

Farmacogenómica: A farmacogenómica, um subcampo da genómica, estuda a forma como a composição genética de um indivíduo influencia a sua resposta aos medicamentos. Ao identificar variações genéticas que afectam o metabolismo ou a eficácia dos medicamentos, a farmacogenómica pode ajudar a otimizar a dosagem dos medicamentos e a reduzir os efeitos adversos.

## 6.9 DESAFIOS E LIMITAÇÕES DAS TECNOLOGIAS ÓMICAS:

Apesar dos avanços significativos nas tecnologias ómicas, subsistem vários desafios na sua aplicação à descoberta de medicamentos:

Complexidade dos dados: As tecnologias ómicas geram grandes quantidades de dados, que podem ser difíceis de interpretar. São necessárias ferramentas avançadas de bioinformática e algoritmos de aprendizagem automática para processar, analisar e integrar estes conjuntos de dados.

Custo e acessibilidade: Embora o custo das tecnologias ómicas tenha diminuído ao longo do tempo, os estudos em grande escala, especialmente em contextos clínicos, continuam a ser dispendiosos e a exigir muitos recursos. O acesso a dados de alta qualidade e a conhecimentos especializados também é limitado em algumas regiões.

Variabilidade biológica: Os estudos ómicos enfrentam frequentemente desafios relacionados com a variabilidade biológica, como as diferenças entre indivíduos ou dentro dos tecidos. Esta variabilidade pode dificultar a identificação de alvos de medicamentos ou biomarcadores consistentes em diferentes populações.

# CAPÍTULO 7: NANOTECNOLOGIA NA ADMINISTRAÇÃO DE MEDICAMENTOS

## 7.1 Introdução à nanotecnologia na administração de medicamentos:

A nanotecnologia refere-se à manipulação e aplicação de materiais à nanoescala (1-100 nanómetros), onde surgem propriedades físicas, químicas e biológicas únicas. Na administração de medicamentos, a nanotecnologia é utilizada para conceber nanopartículas e sistemas à escala nanométrica que podem administrar agentes terapêuticos de forma mais eficaz do que os métodos tradicionais. Estes nano-sistemas são concebidos para ultrapassar barreiras biológicas, visar tecidos ou células específicos e libertar fármacos de forma controlada. A nanotecnologia revolucionou a administração de medicamentos ao permitir o desenvolvimento de fórmulas que melhoram a solubilidade, a estabilidade e a biodisponibilidade dos medicamentos, em especial dos que têm perfis farmacocinéticos fracos. Além disso, a nanotecnologia oferece oportunidades de administração direcionada, garantindo que os fármacos atingem os locais de ação pretendidos, minimizando os efeitos secundários nos tecidos saudáveis. Este capítulo apresenta uma panorâmica pormenorizada da forma como a nanotecnologia está a remodelar as abordagens de administração de medicamentos.

## 7.2 TIPOS DE NANOPARTÍCULAS NA ADMINISTRAÇÃO DE MEDICAMENTOS:

As nanopartículas são os principais veículos dos sistemas de administração de medicamentos baseados na nanotecnologia. A sua versatilidade em termos de tamanho, forma, caraterísticas da superfície e composição do material permite o ajuste fino da administração de medicamentos. De seguida, apresentam-se alguns dos principais tipos de nanopartículas utilizadas na administração de medicamentos:

Lipossomas: Os lipossomas são vesículas esféricas compostas por bicamadas de fosfolípidos, que podem encapsular fármacos hidrofílicos e hidrofóbicos. Os lipossomas têm sido amplamente utilizados devido à sua biocompatibilidade e capacidade de proteger os fármacos da degradação. Algumas formulações à base de lipossomas, como o Doxil (doxorrubicina), já foram aprovadas pela FDA.

Nanopartículas poliméricas: Fabricadas a partir de polímeros biodegradáveis, como o ácido poliláctico (PLA) ou o poli (ácido lático-co-glicólico) (PLGA), as nanopartículas poliméricas podem ser concebidas para libertar fármacos ao longo do tempo. Estas nanopartículas permitem a libertação controlada de fármacos e são amplamente utilizadas para a administração sustentada ou prolongada de fármacos.

Nanopartículas lipídicas sólidas (SLNs): As SLN são compostas por lípidos sólidos e apresentam vantagens como a estabilidade, a libertação controlada de fármacos e a capacidade de proteger fármacos sensíveis de factores ambientais como a luz ou as enzimas.

Nanopartículas metálicas: As nanopartículas de ouro e de prata são nanopartículas metálicas normalmente utilizadas na administração de medicamentos. Estas nanopartículas podem ser funcionalizadas com ligandos e têm mostrado potencial na administração de medicamentos, diagnóstico e terapia fototérmica, particularmente no tratamento do cancro.

Dendrímeros: Os dendrímeros são estruturas altamente ramificadas, semelhantes a árvores, com um núcleo definido e vários grupos de superfície para conjugação de fármacos. A sua arquitetura única permite o encapsulamento de múltiplas moléculas de fármacos, proporcionando oportunidades para terapias combinadas ou uma maior capacidade de carga.

Nanotubos de carbono e fulerenos: Estas nanopartículas à base de carbono são utilizadas devido à sua elevada área de superfície e capacidade de penetração nas células. As suas propriedades estruturais permitem a ligação de fármacos, ligandos ou agentes de imagiologia, tornando-as úteis para a teranóstica (sistemas terapêuticos e de diagnóstico combinados).

## 7.3 MECANISMOS DE LIBERTAÇÃO DE FÁRMACOS ATRAVÉS DE NANOPARTÍCULAS:

As nanopartículas podem melhorar a administração de fármacos, reforçando a sua estabilidade, solubilidade e capacidade de seleção. Os principais mecanismos pelos quais as nanopartículas facilitam a administração de medicamentos são descritos a seguir:

Direcionamento passivo: Este mecanismo tira partido do efeito de Permeabilidade e Retenção Aumentadas (EPR), que é normalmente observado nos tumores. Devido à vasculatura com fugas e à má drenagem linfática nos tumores, as nanopartículas podem acumular-se passivamente no local do tumor. Esta acumulação selectiva aumenta a concentração local do fármaco no tumor, minimizando a toxicidade sistémica.

Direcionamento ativo: O direcionamento ativo envolve a funcionalização de nanopartículas com ligandos específicos, tais como anticorpos, péptidos ou aptâmeros, que se ligam a receptores sobre-expressos na superfície das células alvo. Isto permite a administração de medicamentos altamente específicos a células doentes, poupando os tecidos saudáveis.

Libertação controlada: As nanopartículas podem ser concebidas para libertar fármacos de forma controlada, o que ajuda a manter os níveis terapêuticos dos fármacos durante períodos prolongados. Os mecanismos para a libertação controlada incluem a degradação da matriz da nanopartícula (por exemplo, polímeros biodegradáveis), a libertação sensível ao pH (por exemplo, no microambiente ácido do tumor) ou a libertação desencadeada pela temperatura.

Carregamento e encapsulamento de fármacos: As nanopartículas podem transportar fármacos através de encapsulamento físico ou conjugação química. Os fármacos hidrofóbicos são frequentemente encapsulados no núcleo das nanopartículas, enquanto os fármacos hidrofílicos podem ser conjugados à superfície ou carregados nos compartimentos aquosos de transportadores como os lipossomas.

Endocitose e administração intracelular: As nanopartículas são frequentemente absorvidas pelas células através da endocitose, o que lhes permite administrar medicamentos diretamente no citoplasma ou em organelos específicos. Uma vez no interior da célula, as nanopartículas podem libertar a sua carga em resposta a sinais intracelulares, assegurando a entrega intracelular eficaz de agentes terapêuticos.

## 7.4 VANTAGENS DA NANOTECNOLOGIA NA ADMINISTRAÇÃO DE MEDICAMENTOS:

A nanotecnologia oferece várias vantagens em relação aos métodos convencionais de administração de medicamentos, o que a torna uma ferramenta transformadora no domínio da terapêutica. Alguns dos principais benefícios incluem:

Biodisponibilidade melhorada: Muitos medicamentos, especialmente os hidrofóbicos, sofrem de fraca solubilidade e biodisponibilidade. As nanopartículas podem aumentar a solubilidade destes fármacos, permitindo uma melhor absorção e distribuição no organismo.

Administração de medicamentos direcionados: Através da funcionalização de nanopartículas com ligandos de direcionamento, a nanotecnologia permite o fornecimento seletivo de fármacos a células ou tecidos específicos, reduzindo os efeitos fora do alvo e melhorando os resultados terapêuticos. Isto é particularmente valioso na terapia do cancro, onde os medicamentos podem ser administrados diretamente às células tumorais, poupando os tecidos saudáveis.

Toxicidade reduzida: As nanopartículas podem encapsular fármacos tóxicos, protegendo os tecidos saudáveis dos seus efeitos nocivos. Além disso, os mecanismos de libertação controlada e de administração direcionada garantem que o medicamento é administrado apenas onde é necessário, minimizando ainda mais os efeitos secundários.

Melhoria da estabilidade dos medicamentos: As nanopartículas protegem os medicamentos da degradação enzimática e de factores ambientais (por exemplo, pH, temperatura), aumentando a sua estabilidade e prazo de validade. Isto é particularmente importante para moléculas frágeis como péptidos, proteínas e ácidos nucleicos.

Libertação controlada: As nanopartículas podem ser concebidas para libertar o fármaco durante um período específico, garantindo níveis terapêuticos sustentados. Isto reduz a necessidade de dosagens frequentes e melhora a adesão do doente.

Ultrapassar barreiras biológicas: As nanopartículas são suficientemente pequenas para atravessar barreiras biológicas, como as membranas celulares e a barreira hemato-encefálica. Isto é crucial para a administração de medicamentos em locais difíceis como o sistema nervoso central (SNC).

## 7.5 APLICAÇÕES DA NANOTECNOLOGIA NA ADMINISTRAÇÃO DE MEDICAMENTOS:

A nanotecnologia tem uma vasta gama de aplicações na administração de medicamentos, abrangendo várias áreas terapêuticas. Algumas aplicações notáveis incluem:

Terapia do cancro: Uma das áreas mais exploradas pela nanotecnologia na administração de medicamentos é a oncologia. As nanopartículas são utilizadas para melhorar a administração de agentes quimioterapêuticos, permitindo uma maior acumulação de fármacos nos tumores e uma menor toxicidade sistémica. Os nanocarreadores direcionados, como as nanopartículas conjugadas com anticorpos, podem administrar medicamentos diretamente às células tumorais.

Terapia génica: A nanotecnologia oferece abordagens promissoras para a administração de materiais genéticos como o ADN, o ARN ou o ARN de interferência (siRNA). Os nanocarreadores não virais, como as nanopartículas lipídicas e os sistemas à base de polímeros, podem fornecer eficazmente material genético às células, permitindo a edição ou o silenciamento de genes para fins terapêuticos.

Vacinas: As nanopartículas estão a ser desenvolvidas como veículos de entrega de vacinas. Podem proteger os antigénios da degradação, melhorar a sua absorção pelas células imunitárias e reforçar a resposta imunitária. As nanopartículas à base de lípidos foram utilizadas nas vacinas de ARNm contra a COVID-19, demonstrando o potencial da nanotecnologia na administração de vacinas.

Doenças neurológicas: A administração de medicamentos ao cérebro é um grande desafio devido à barreira hemato-encefálica (BBB). As nanopartículas, especialmente as concebidas com modificações de superfície como a PEGilação, podem atravessar a BBB e administrar medicamentos para tratar doenças como a doença de Alzheimer, a doença de Parkinson e os tumores cerebrais.

Terapia antimicrobiana: As nanopartículas estão a ser exploradas para a administração de agentes antimicrobianos, particularmente no tratamento de infecções bacterianas resistentes. Os nanocarreadores podem aumentar a solubilidade e a estabilidade dos medicamentos antimicrobianos, melhorando a sua eficácia contra os agentes patogénicos.

Doenças cardiovasculares: As nanopartículas estão a ser investigadas para a administração de medicamentos para o tratamento de doenças cardiovasculares, como a aterosclerose e o enfarte do miocárdio. Por exemplo, as nanopartículas podem administrar fármacos anti-inflamatórios ou anticoagulantes a placas ateroscleróticas, reduzindo o risco de ataques cardíacos.

## 7.6 DESAFIOS E LIMITAÇÕES DA NANOTECNOLOGIA NA ADMINISTRAÇÃO DE MEDICAMENTOS:

Embora a nanotecnologia se tenha revelado muito promissora na administração de medicamentos, subsistem vários desafios e limitações:

Toxicidade e biocompatibilidade: Uma das principais preocupações com as nanopartículas é a sua potencial toxicidade e biocompatibilidade a longo prazo. Algumas nanopartículas, especialmente as metálicas, podem acumular-se em órgãos como o fígado ou os rins, conduzindo à toxicidade. Garantir que as nanopartículas são eliminadas do organismo em segurança continua a ser um desafio fundamental.

Aprovação regulamentar: A via regulamentar para os medicamentos à base de nanomedicamentos é mais complexa em comparação com as formulações tradicionais. As agências reguladoras, como a FDA, exigem dados extensivos de segurança e eficácia, e atualmente não existe uma estrutura padronizada para a avaliação de nanomedicamentos.

Fabrico e escalabilidade: A produção de nanopartículas em grande escala com qualidade e reprodutibilidade consistentes é um desafio. Os processos de fabrico de nanopartículas podem ser complexos e dispendiosos, o que pode impedir a sua viabilidade comercial.

## 7.7 DIRECÇÕES FUTURAS E INOVAÇÕES EM NANOTECNOLOGIA PARA A ADMINISTRAÇÃO DE MEDICAMENTOS:

O futuro da nanotecnologia na administração de medicamentos é muito promissor, com várias inovações interessantes no horizonte:

Nanocarreadores inteligentes: Os nanocarreadores inteligentes ou sensíveis a estímulos são concebidos para libertar fármacos em resposta a sinais fisiológicos específicos, como alterações do pH, da temperatura ou dos níveis enzimáticos. Estes sistemas permitem um controlo preciso da libertação de fármacos, melhorando os resultados terapêuticos.

Terapia combinada: As nanopartículas podem ser concebidas para coadministrar vários medicamentos ou agentes terapêuticos, permitindo uma terapia combinada numa única formulação. Esta abordagem é particularmente benéfica no tratamento do cancro, em que são frequentemente necessários vários medicamentos para ultrapassar a resistência aos medicamentos.

Nanomedicina personalizada: Os avanços na medicina personalizada estão a impulsionar o desenvolvimento de sistemas de administração de medicamentos baseados na nanotecnologia, adaptados ao perfil genético, proteómico ou metabolómico de um indivíduo. Os nanomedicamentos personalizados podem oferecer tratamentos mais direcionados e eficazes, minimizando os efeitos adversos.

Inteligência Artificial (IA) e Nanotecnologia: A IA e os algoritmos de aprendizagem automática estão a ser cada vez mais utilizados para conceber e otimizar nanopartículas. A IA pode ajudar a prever o comportamento, a toxicidade e a eficácia das nanopartículas, acelerando o desenvolvimento de novos sistemas de administração de medicamentos.

Nanopartículas de inspiração biológica: Os investigadores estão a explorar nanopartículas de inspiração biológica, como os exossomas ou partículas semelhantes a vírus, para a administração de medicamentos. Estas nanopartículas imitam os sistemas naturais, melhorando a sua biocompatibilidade e capacidade de ultrapassar barreiras biológicas.

## REFERÊNCIAS:


1. Scott A. A CRISPR path to drug discovery. Nature. 2018 Mar 8;555(7695): S10-1.

2. Chanchal DK, Chaudhary JS, Kumar P, Agnihotri N, Porwal P. CRISPR-Based therapies: revolutionizing Drug Development and Precision Medicine (Terapias baseadas em CRISPR: revolucionando o desenvolvimento de medicamentos e a medicina de precisão). Current Gene Therapy. 2024 Jun 1;24(3):193-207.

3. Linton-Reid K. Introdução: uma visão geral da IA na descoberta e desenvolvimento de medicamentos oncológicos. IntechOpen; 2020 Set 9.
4. Workman P, Antolin AA, Al-Lazikani B. Transformar a descoberta de medicamentos contra o cancro com Big Data e IA. Opinião de peritos sobre a descoberta de medicamentos. 2019 Nov 2;14(11):1089-95.
5. De Masi C, Spitalieri P, Murdocca M, Novelli G, Sangiuolo F. Application of CRISPR/Cas9 to human-induced pluripotent stem cells: from gene editing to drug discovery. Genómica humana. 2020 Dez; 14:1-2.

6. Aborode AT, Awuah WA, Mikhailova T, Abdul-Rahman T, Pavlock S, Kundu M, Yarlagadda R, Pustake M, Correia IF, Mehmood Q, Shah P. OMICs Technologies for natural compounds-based drug development. Tópicos actuais em Química Medicinal. 2022 Aug 1;22(21):1751-65.

7. Dara M, Dianatpour M, Azarpira N, Omidifar N. Convergência de CRISPR e inteligência artificial: Uma mudança de paradigma na biotecnologia. Human Gene. 2024 maio 22:201297.

8. Sobti RC, Rai J, Prakash A. Introduction to emerging technologies in biomedical sciences (Introdução às tecnologias emergentes nas ciências biomédicas). Investigação translacional biomédica: Tecnologias para melhorar os cuidados de saúde. 2022 maio 27:1-22.

9. Malandraki-Miller S, Riley PR. Utilização da inteligência artificial para melhorar a descoberta fenotípica de medicamentos. Descoberta de medicamentos hoje. 2021 abril 1;26(4):887-901

10. Kumar DN, Chowdhary DL, Pathuri T, Katta P, Arya L. AI Enhanced-Smart Genome Editing: Integração de CRISPR-Cas9 com Inteligência Artificial para o Tratamento do Cancro. In2024 5ª Conferência Internacional de Tecnologias Emergentes (INCET) 2024 24 de maio (pp. 01-06). IEEE.

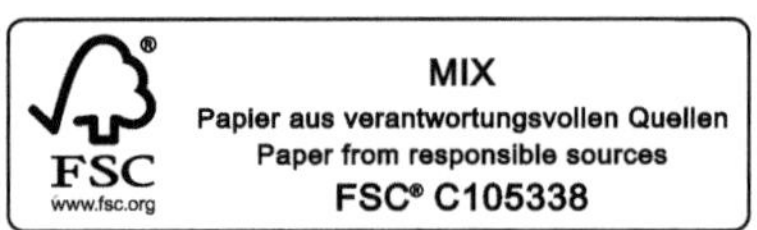


Printed by Books on Demand GmbH, Norderstedt / Germany